ADELGAZAR DE VERDAD

ADELGAZAR DE VERDAD

Dr. Jordi Sagrera-Ferrándiz

RBA

CONTENIDO

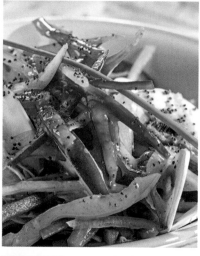

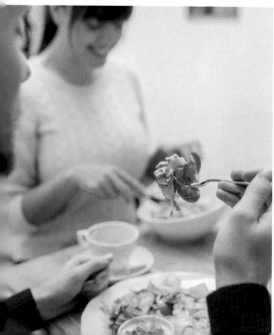

3. QUEMA MÁS CALORÍAS

4. GRANDES ALIADOS QUE TE LO PONEN FÁCIL

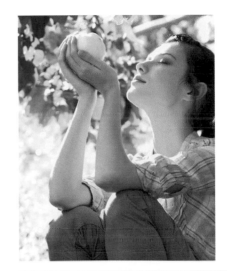

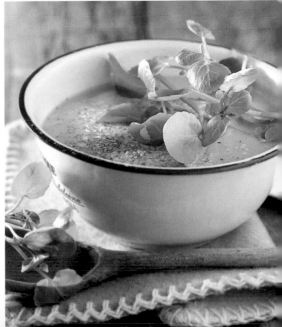

UN MÉTODO QUE FUNCIONA

Las dietas milagrosas que prometen reducir muchos kilos en poco tiempo son una trampa, no lo consiguen y además son un riesgo para la salud. La alternativa es modificar tu alimentación para que sea más sana, cuidar tus pensamientos y tu cuerpo, y controlar la ansiedad. En esta obra abordamos todos los aspectos en un plan integral que funciona.

● ¿Conoces el mito de Sísifo? Homero cuenta que Sísifo fue castigado a empujar una piedra enorme cuesta arriba y que antes de alcanzar la cima siempre rodaba hacia abajo, donde tenía que volver a empezar. Así para siempre, eternamente. Semejante tortura se parece mucho a los esfuerzos infructuosos de quienes tratan de adelgazar tan solo a base de dietas bajas en calorías mal diseñadas. De hecho, lo suyo es más cruel que la condena del personaje mitológico griego: tras cada dieta, la piedra crece de tamaño, ¡cada vez es más gorda!

Según una encuesta de la Sociedad Española para el Estudio de la Obesidad (SEEDO), ocho de cada diez personas fracasan en sus intentos de adelgazar. Es lógico, puesto que se intenta perder peso con una mala alimentación que no se puede mantener en el tiempo. Pero las consecuencias de una dieta incorrecta con exceso de calorías, seguida durante mucho tiempo, no se arreglan con otra dieta también deficiente, pero con pocas calorías. Un error muy frecuente entre las personas que desean adelgazar es seguir dietas que se basan en la eliminación de un grupo entero de alimentos. Está demostrado que los regímenes que suprimen las grasas o los hidratos de carbono solo consiguen una pérdida inicial de peso debido al aburrimiento, pero no son dietas que se puedan mantener toda la vida. También son perjudiciales las dietas que se basan en el consumo de solo uno o varios alimentos, por sanos que sean (dieta de la alcachofa, de la manzana, del pollo o de los huevos, por ejemplo). Por otra parte, cualquier dieta que promete una pérdida rápida de peso no es recomendable. Todas favorecen una recuperación igualmente rápida y someten a los órganos a un sobreesfuerzo poco saludable.

DIETA MÁS LIGERA, MÁS SANA, MÁS RICA

El secreto de la dieta que funciona y que te proponemos en este libro es que resulte equilibrada y que te aporte la energía que necesitas, sin pasar hambre ni sufrir durante las comidas. El plan te enseña a mejorar tu alimentación para que sea más ligera, más sana y más atractiva. ¡Vas a disfrutar adelgazando! ¿Puedes creerlo?

En realidad, diseñar una dieta equilibrada no es complicado. Solo hay que seguir los modelos que sabemos que funcionan, como las dietas tradicionales que se asocian con un peso óptimo, menos problemas de salud y mayor longevidad, como la mediterránea, la de Oki-

Una dieta sana debe contener alimentos de todos los grupos en las proporciones adecuadas.

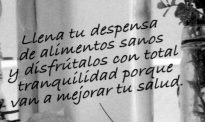

Llena tu despensa
de alimentos sanos
y disfrútalos con total
tranquilidad porque
van a mejorar tu salud.

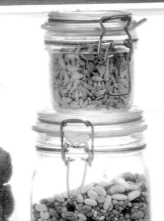
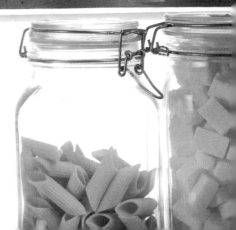

Es crucial aumentar la ingesta de fibra a través del consumo de legumbres, hortalizas y frutas.

nawa o la vegetariana, basada en cereales integrales, legumbres, frutas y hortalizas. Estas dietas se han demostrado capaces de proporcionar los nutrientes esenciales junto con una variedad de sustancias protectoras. ¿Por qué no combinar las mejores ideas de cada una? Lo hemos hecho, y en el segundo capítulo te lo ponemos muy fácil: te ofrecemos los menús equilibrados para un mes completo, y a continuación, recetas deliciosas que podrás preparar sin complicaciones y que además te enseñan en la práctica cómo es un plato sano, nutritivo y ligero.

ADAPTA LA DIETA A TUS NECESIDADES

Una dieta de adelgazamiento debe ser flexible, porque las personas somos diferentes: somos distintos en tamaño, actividad física, herencia o metabolismo. Uno de los factores individuales que desempeña un papel crucial es la herencia. Es decir, los genes pueden determinar que una persona tenga facilidad para acumular grasa. Pero esta tendencia se puede corregir seleccionado alimentos que favorecen la digestión de las grasas, como el té verde o la cúrcuma. En el segundo capítulo encontrarás información muy interesante sobre este tipo de alimentos quemagrasas. Además, para que adaptes la dieta a tus necesidades, hallarás consejos para resolver problemas que se te pueden presentar, como la acumulación de líquidos o la tendencia irrefrenable a comer alimentos inadecuados entre comidas.

Otro factor individual que influye en el sobrepeso es la microbiota intestinal. Los estudios han relacionado el tipo de bacterias que viven en nuestro intestino y la predisposición al sobrepeso. Investigaciones como la del doctor Gilles Mithieux, de la Universidad Claude Bernard Lyon I (Francia), revelan que se extraen más o menos calorías de los alimentos, o se siente más o menos apetito, en función de si se cuenta con abundantes poblaciones de ciertos microorganismos.

El estudio de la microbiota está en sus primeros pasos y todavía no se conocen con exactitud cuáles son las bacterias que pueden ayudar en el control del peso, pero se sabe con seguridad que la ingesta de diferentes tipos de fibra estimula la variedad de microbiota y el crecimiento de las bacterias más beneficiosas. Y ya sabes dónde se encuentra la fibra: en los cereales integrales, las legumbres, las hortalizas y las frutas. La dieta mediterránea se caracteriza por una ingesta de fibra que se sitúa en torno a los 25 g diarios. En un régimen de adelgazamiento se puede llegar gradualmente hasta los 40 g, con un incremento especial de la fibra soluble. Esto se consigue con un aumento en las raciones de frutas y hortalizas y mediante la inclusión en los menús de cereales integrales y legumbres. Junto al efecto sobre la microbiota, los alimentos ricos en fibra te proporcionan sensación de saciedad y te ayudan a reducir el consumo de otros productos más calóricos y menos sanos en general.

RECETAS CON TODOS LOS NUTRIENTES

Además de fibra, la dieta debe aportar macronutrientes y micronutrientes que tu organismo necesita para funcionar correctamente. No hagas caso de las dietas que te dicen que algún tipo de nutriente es malo. Lo malo de verdad es el exceso y la falta de variedad.

Los hidratos de carbono aportan, en una dieta equilibrada, la mayor parte de la energía que necesitas. Se encuentran en alimentos como el arroz, el pan y la pasta integrales, la avena, la cebada, el mijo y las frutas. Pero hay que evitar los hidratos de carbono en forma de productos refinados o azúcares añadidos.

Las grasas no son tus enemigas, pues bien seleccionadas son necesarias para que las vitaminas produzcan sus efectos beneficiosos o para que el cuerpo fabrique hormonas imprescindibles. El aceite de oliva, el aguacate, los frutos secos y las semillas son muy ricos en grasas buenas que, en raciones moderadas, deben formar parte de tu alimentación.

Las proteínas son imprescindibles para que tu cuerpo se regenere, se reconstruya a cada momento, y también para el funcionamiento del sistema inmunitario, por ejemplo. Las legum-

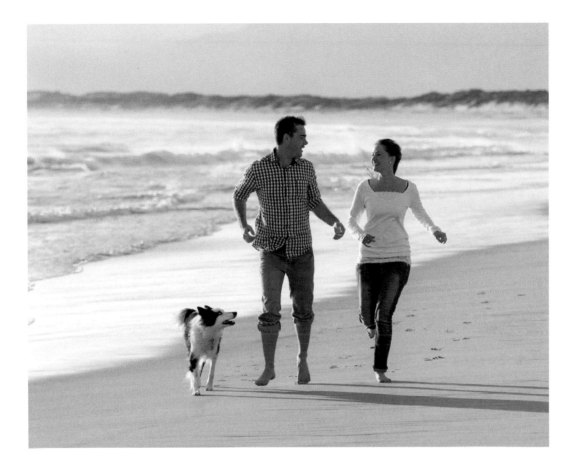

bres, el pescado y la carne magra de ave son buenas fuentes de aminoácidos (las sustancias que constituyen las proteínas y con las que se forman los tejidos de tu cuerpo).

Y junto a los macronutrientes precisas micronutrientes, es decir, vitaminas y minerales, que se encuentran en todos los alimentos, pero especialmente en frutas y hortalizas. La alimentación que te proponemos posee todos estos fundamentos dietéticos, por eso es equilibrada y sana.

EL EJERCICIO QUE SÍ FUNCIONA (Y SIN AGOTARTE)

La actividad física es una variable decisiva para tu salud. Todas las personas sanas deben realizar algún tipo de ejercicio con regularidad, al margen de cuáles sean los objetivos en relación con

> El ejercicio físico es imprescindible para adelgazar y para mantenerse sano al margen de cuál sea tu peso.

el peso. Andar con paso rápido durante 45 minutos es suficiente para protegerte de las enfermedades. Pero si estás intentando adelgazar, el ejercicio se convierte en algo esencial.

Para perder kilos necesitas moverte más de lo que lo haces ahora mismo. Y hacerlo con cierta intensidad y cada día. Por tanto, como pasa con la alimentación, también son necesarias la constancia y la determinación. Si no estás habituado a hacer ejercicio todavía, no has podido comprobar que realizarlo no es un sacrificio, sino una fuente de placer. Al moverte quemas calorías y,

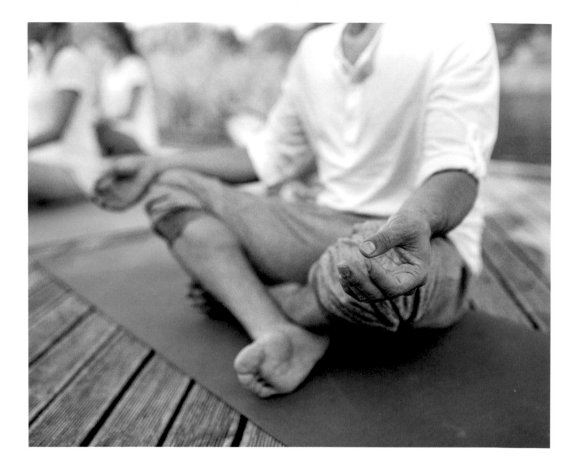

Las terapias corporales (como los masajes o el yoga) y la relajación reducen la ansiedad y el hambre.

además, se produce dentro de tu cuerpo una lluvia de hormonas y otras sustancias químicas que provocan una gran sensación de bienestar. En el capítulo 3 te explicamos con todo detalle cuál es el tipo de ejercicio más eficaz y cómo puedes incorporarlo a tus hábitos para que se convierta en una parte de tu vida.

Por otra parte, existen ejercicios suaves que te reconcilian con tu cuerpo, te ayudan a conocerlo mejor y a poner en marcha el metabolismo y todos los sistemas fisiológicos. El yoga, por cjcmplo, es una de estas disciplinas que inciden en especial en la flexibilidad y la armonía corporal. Además, te ayuda a relajarte, a reducir la ansiedad que tantas veces te impide cumplir tus objetivos. En el último capítulo encontrarás una interesante propuesta para hacer una sesión de yoga en casa.

Los masajes son ayudas excelentes en tus planes para perder kilos. No se pueden considerar un ejercicio físico, pero producen efectos similares. Son, por tanto, complementarios al ejercicio y están especialmente indicados cuando el exceso de peso no permite realizar una actividad física intensa. Una vez se ha mejorado la condición física con la dieta y la ayuda de las terapias, se está en mejores condiciones para realizar un ejercicio más exigente. En el cuarto capítulo encontrarás otra tabla de gimnasia para hacer en casa, con cierto nivel de exigencia, que te servirá para modelar tu cuerpo día a día. Es ideal para complementar el ejercicio aeróbico (la caminata a paso ligero, la carrera, la bicicleta o la natación).

LAS OTRAS AYUDAS QUE SOLO UNOS POCOS CONOCEN (TÚ ENTRE ELLOS)

La dieta y el ejercicio físico son las dos estrategias que forman parte de cualquier programa de adelgazamiento serio. Pero todavía se puede hacer más. Y en este «más» puede estar la clave del éxito. Nos referimos a complementar la dieta con el aspecto mental y el cuidado del cuerpo mediante terapias físicas.

El factor mental tiene tanta importancia que le dedicamos el primer capítulo de este libro. Si te has propuesto adelgazar, es necesario que antes de realizar cambios en tu alimentación te preguntes por qué quieres hacerlo. Muchas personas que se ponen a dieta en realidad no lo necesitan. Por otra parte, la obesidad puede tener su origen en causas psicológicas que vale la pena analizar. Los psicólogos saben –y lo confirma un estudio dirigido por Andrew Ternouth y David Collier, del King's College de Londres (Reino Unido)– que las personas con poca autoestima, sobre todo durante la infancia, están en mayor riesgo de engordar. Luego el sobrepeso refuerza la baja autoestima y se cae en un círculo vicioso. Por tanto, cuidar la autoestima es otro pilar del tratamiento del sobrepeso y la obesidad. Nunca puedes partir de una situación de baja autoestima y creer que estar más delgado hará que te sientas mejor contigo mismo. La autoestima es una condición al margen del peso. Debes quererte ahora, tal como eres, con los kilos que tengas, por muchos que sean.

Con autoestima, con la suficiente seguridad en ti mismo, puedes adquirir fuerza y confianza para llevar a la práctica lo que te propongas. Pero cuidar tu salud es la única motivación que tiene auténtico sentido. Si es tu caso, te ayudaremos a proponerte objetivos realistas (unas expectativas exageradas o la prisa son trampas que llevan hacia el fracaso seguro) y a reforzar tu determinación para realizar los cambios necesarios en tu alimentación y en tu estilo de vida.

El objetivo es que tu vida sea cada día más sana en todos los sentidos: dieta, trabajo, relaciones, hábitos...

Para modificar y sostener la nueva dieta hace falta fuerza de voluntad. Y esta resulta también imprescindible para abandonar los malos hábitos, que, aunque son perjudiciales, nunca te has decidido a dejar atrás. Ocurre porque son los que conoces, los que te han enseñado desde los primeros momentos de tu vida, los que llevas años siguiendo sin plantearte si son los más adecuados.

Los nuevos hábitos que te proponemos son los que te cuidan. Adoptarlos no exige sacrificio alguno, pero sí debes estar convencido de que te resultarán beneficiosos. Así, para dar ese paso necesitas información sobre la eficacia del plan –aquí te la estamos dando– y argumentos que te demuestren que los nuevos hábitos son mejores y más satisfactorios que los que tratas de dejar atrás.

SI ESTÁS TRANQUILO SERÁ MÁS FÁCIL

Pero no todo consiste en leer y convencerte. También necesitas estar tranquilo. Para que tu serena fuerza de voluntad se imponga es imprescindible reducir los niveles de ansiedad. El estrés, cuando se mantiene demasiado tiempo, es capaz de desequilibrar las hormonas que controlan los procesos metabólicos, entre ellos los que deciden cuándo quemar y cuándo acumular energía en forma de grasa. La meditación y las técnicas de autorrelajación también incrementan el bienestar físico y mental. En concreto, reducen la ansiedad, incluso la causada por el hambre. Como sabes, ansiedad y hambre se confunden a menudo. Por tanto, aprender a relajarte será una de tus grandes herramientas para perder peso. Por eso las técnicas de relajación y todas las terapias físicas que reducen la tensión son de enorme ayuda durante todo el plan de pérdida de peso.

Complementar la dieta con tratamientos físicos es una de las claves del éxito del programa que te proponemos en este libro. Los masajes, por ejemplo, favorecen la eliminación de tejido graso y de toxinas que entorpecen la salud.

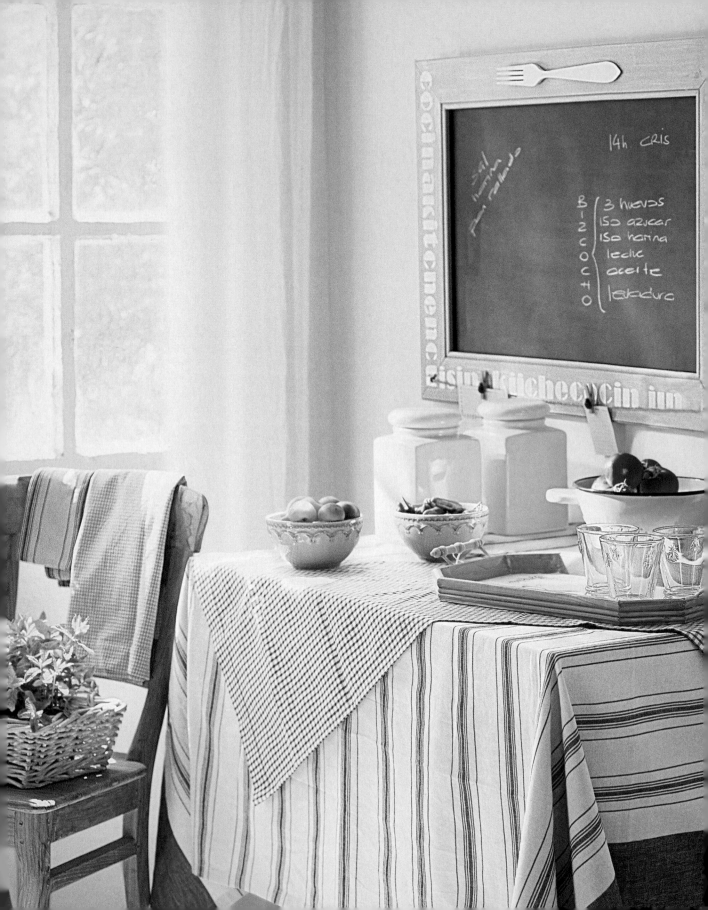

1. TUS MEJORES ESTRATEGIAS ANTIKILOS

MÁRCATE UN OBJETIVO REALISTA

En cuanto se toma la firme decisión de adelgazar se pone en marcha un continuo boicot contra nosotros mismos. Es difícil vencer las tentaciones que se irán sucediendo y mantenerse firme ante los demás. De ahí que sea vital ponerse unos objetivos que se puedan cumplir con facilidad. Así los ánimos no decaerán y será posible conquistar la meta.

● Desde hace varias décadas, adelgazar es un reto para una parte notable de la población en los países desarrollados. En algunos casos lo motiva la voluntad de cuidar la salud, pero en otros se trata de una simple cuestión estética. Sea como sea, el deseo de adelgazar es un tema que siempre suscita interés.

Con el objetivo de perder kilos se han generado múltiples fórmulas dietéticas y teorías, y a su vez un montón de falsos mitos que año tras año se van repitiendo. De nada sirve que los especialistas adviertan de la necesidad de adelgazar de forma sana: se siguen cometiendo las más indeseables maniobras para perder peso. Para evitarlo es fundamental conocer algunos de los malentendidos más populares sobre este tema. Adelgazar es importante cuando es necesario, pero hay que saber qué ideas deben desterrarse al respecto. Veamos algunas de las afirmaciones que siguen ejerciendo una notable influencia a pesar de no estar fundadas, junto a las claves para adelgazar con salud.

OLVÍDATE DEL PESO Y CÉNTRATE EN TU SALUD

Todavía hoy se sigue creyendo que existe un peso perfecto para cada persona. No es extraño. Durante mucho tiempo han proliferado las tablas con pesos ideales. En rigor, no existe el peso ideal sino un margen de peso, un intervalo que podría ser el adecuado para cada uno. Dicho intervalo tiene en cuenta, entre otras cosas, la estatura, la edad, la constitución y la masa muscular. Para cada persona, pues, hay un margen relativamente amplio dentro del cual se podría considerar que su peso es saludable.

Atendiendo al índice de masa corporal (IMC), este margen queda comprendido entre un IMC de 19 y 25. Teniendo esto en cuenta, es posible que el peso oscile a lo largo del año sin que deje de hallarse en un margen saludable.

■ ¿LA DELGADEZ SIEMPRE ES SANA?

La delgadez extrema puede favorecer una mayor incidencia de otras enfermedades que salen a relucir con la edad.

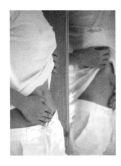

El exceso de grasa se relaciona con una mayor incidencia de enfermedades cardiovasculares y osteoarticulares, pero la delgadez extrema puede favorecer otras. El cuerpo necesita grasa para realizar múltiples funciones, como la protección de las vísceras o el recubrimiento de articulaciones y huesos. La grasa es también un depósito de hormonas y vitaminas. Se necesita un mínimo recubrimiento graso y es preferible que el IMC no descienda de 18,5.

La estrategia más eficaz es plantearse pérdidas de peso modestas y a corto plazo.

■ DEFINE TUS METAS

Las metas claras ayudan a centrarnos, a usar nuestras fortalezas de carácter y, sobre todo, a tener sensación de control, logro y éxito.

Concéntrate en conseguir solo un objetivo y en cumplirlo a corto plazo. Pero mantente flexible: si no lo logras esta vez, tienes más oportunidades.

Conoce cuáles son tus limitaciones y ponte una meta razonable. Si siempre has sufrido sobrepeso y por querer perder demasiados kilos estás poniendo en riesgo tu salud, busca ayuda profesional.

Decide si quieres pesar menos o prefieres reducir volumen de una determinada zona. En función de ello puedes evaluar (tu médico o dietista puede orientarte también) la estrategia que más te conviene.

Ten paciencia y sé constante. Si no te has cuidado en 5 años tampoco esperes alcanzar tu objetivo en 2 semanas. Todo lleva un tiempo y, si lo empleas bien, obtendrás resultados duraderos.

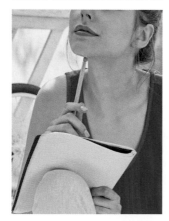

También se cree a menudo que por tener un peso adecuado o médicamente «saludable», la figura ha de ser perfecta. Lógicamente, la realidad genera decepciones. Se olvida que la forma corporal depende no solo de la dosis de grasa ingerida, sino de la forma de los huesos, la distribución de las grasas, la forma muscular, el tipo de piel, etc. De ahí que muchas personas, después de adelgazar, sigan sin verse bien. Es más, en algunos casos perder peso puede acentuar una proporción poco estética entre hombros y caderas o unas piernas poco rectas, por ejemplo.

QUÉ DICE LA MEDICINA RESPECTO AL PESO IDEAL

Es cierto que en el ámbito sanitario sí se ha fijado un «peso ideal» para cada persona en función de su sexo y altura. Sin embargo, este dato no se relaciona con la belleza sino con la salud. Este dato es el que se considera el «límite saludable» en cada caso y basándose en estas variables. Por encima y por debajo de él, los estudios que relacionan el peso con los factores de riesgo han visto que hay más probabilidades de que se presenten ciertas alteraciones de la salud.

Por lo general, se suele recurrir al índice de masa corporal (IMC) para discernir si nuestro peso es saludable o está por encima o por debajo de lo saludable. Dicho índice se obtiene dividiendo el peso en kilos por el cuadrado de la altura en metros. Cuando el IMC iguala o supera 30 se considera que el problema de exceso de grasa supone una patología y resulta obligada una dieta de adelgazamiento. Ahora bien, un simple sobrepeso (un IMC entre 25 y 30) ya requiere tomar precauciones para que no acabe derivan-

do en obesidad. En general, con un aumento del ejercicio y una reeducación de los hábitos alimentarios se puede evitar la obesidad y normalizar el peso.

Pero hay que tener en cuenta que el IMC es un simple dato. Existen otros parámetros que miden también la cantidad de grasa. Además, el IMC no es infalible puesto que no distingue entre músculo y grasa, o entre grasa y agua. Esto quiere decir que una persona con una musculatura muy desarrollada puede poseer un IMC alto sin tener realmente una cantidad de grasa elevada. Otro caso sería el de una persona con más agua en su cuerpo por problemas hepáticos, renales o cardiovasculares, pues su IMC sería también más alto sin que esto supusiera un exceso de grasa. Además, el IMC sirve para personas adultas. No resulta útil para niños ni personas de más de 65 años. En cualquier caso, antes de tomar medidas contra la obesidad es el especialista quien debe determinar la importancia del problema en ese caso.

POR QUÉ HAY PERSONAS QUE ESTÁN A DIETA SIN NECESIDAD

Es muy habitual que personas con un IMC normal sigan dietas muy desequilibradas para perder peso. La causa es que generalmente el peso que la medicina considera normal no se corresponde con el que preconizan los cánones estéticos imperantes. De la misma manera, otro error habitual es pensar que la estética corporal depende esencialmente del peso. La estética depende de ese dato, pero también de otros factores como la masa muscular, la constitución, la distribución de las grasas o la armonía de las formas. En definitiva, estar delgado no

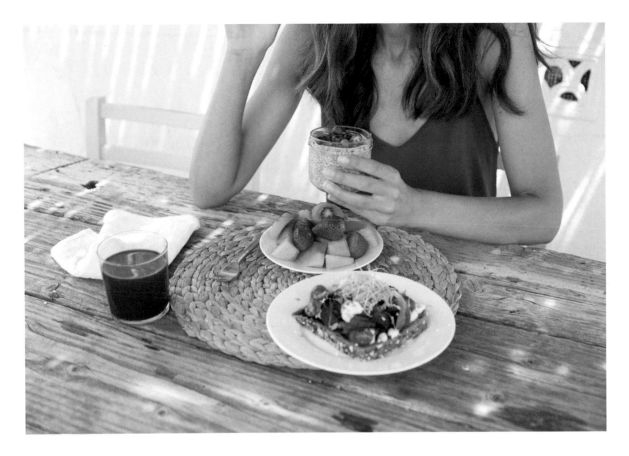

A menudo se achacan al peso todos los problemas físicos
y emocionales que se arrastran a lo largo de los años, de ahí que
sea importante trabajar el cuerpo y la mente al mismo tiempo.

siempre equivale a tener un aspecto atractivo. A pesar de que pueda parecer que todo problema de exceso de grasa se debe a una ingesta inadecuada, las causas no son siempre tan sencillas.

DECIDE CUÁNTOS KILOS TE GUSTARÍA PERDER

El físico ayuda, pero nunca garantiza la felicidad ni tener una excelente salud, dos cosas que deben estar en lo más alto de tus priorida-

des. Lo principal es que seas realista. En función de tu salud general serás capaz de perder cierta cantidad de kilos, pero no más (y siempre con un asesoramiento adecuado). Y si usas una talla 48, no puedes pretender llegar a una 38 porque los resultados siempre te decepcionarán. Si pesas 4 o 5 kilos de más, no te escandalices. A veces el cuerpo hace eso con el único fin de avisarte y ayudarte a combatir algo que no va bien: malas digestio-

nes, colon lento... Así que, siempre dando prioridad a tu salud, márcate un objetivo ambicioso pero posible. Una vez que lo tengas claro, vuelve a preguntarte si de verdad es lo que quieres. Si la respuesta sigue siendo «sí», ve a por ello con decisión y confianza.

Hay personas que se han planteado las mismas metas tantas veces que ya no se las toman en serio; o que se saben inconstantes y no se plantean nuevos propósitos; o pre-

Es un error marcarse objetivos que estén más en consonancia con nuestros sueños que con la realidad. Es básico establecer unas metas alcanzables a corto plazo para no frustrarse.

fieren improvisar sobre la marcha. Tener metas, para estas personas, sería una limitación. Es evidente que la vida está llena de incertidumbre y que no podemos planearlo todo, pero las investigaciones demuestran que tener planes a corto, medio o largo plazo, e intentar llevarlos a cabo, contribuye significativamente a nuestro bienestar.

El compromiso es fundamental para lograr nuestras metas, y solo nos comprometemos de verdad si el objetivo es realmente importante para nosotros y si creemos que lo podemos conseguir.

DEFINE QUÉ HARÁS PARA LOGRARLO

Comer sano debe de llevarte a un estado placentero y no angustioso. A menudo, cuando empiezas una dieta, son más las restricciones que te pones que las recompensas. Peleas con el hecho de sentirte incapaz de llegar a finalizar lo que empiezas; te ganan las tentaciones, el hambre, la monotonía...

Decide cuál será tu modo de lograrlo sin sufrir, ya sea dedicar más tiempo a hacer ejercicio, reducir la cantidad de comida, o seguir al pie de la letra un programa personalizado de nutrición.

Ten en cuenta que adelgazar no depende solo de lo que comes, hay factores externos que pueden estar jugando en tu contra (a lo largo de los siguientes capítulos te los iremos describiendo).

Es hora de que sueñes de nuevo: imagina tu nuevo cuerpo y tu salud, inventa recetas, aprende de nutrición, diviértete. Con los años, tu cuerpo ha aprendido malos hábitos alimenticios que se pueden invertir. Y recuerda: no hay milagros en las dietas. Decide si realmente quieres pesar menos o en realidad solo prefieres reducir volumen de una determinada zona. En función de ello, tu médico o dietista te orientará en lo que más te convenga. Ten paciencia y sé constante.

VIVE ESTA EXPERIENCIA COMO UN JUEGO Y DISFRÚTALO

No eres esos 5 o 10 kilos de más. Eres todo eso que está por dentro, una máquina maravillosamente diseñada para ir cumpliendo objetivos. Con constancia, una alimentación sana y ejercicio, lo exterior puede cambiar en unos meses. Las depresiones y angustias necesitan más tiempo para «sanar», pero si te sientes bien con tu aspecto, te verás mejor por dentro y la recuperación mental también se acelerará.

■ PLANIFICA CUÁNTO Y CÓMO QUIERES ADELGAZAR

Intenta que el tiempo que te das para conseguir tus objetivos esté en consonancia con lo que deseas perder. Una pérdida rápida va unida a un mantenimiento corto y a una recuperación del peso.

PREGÚNTATE...	TU IDEAL ES...	Y LO REAL (Y MÁS SANO)...
QUÉ DESEAS	Perder 10, 15, 20... kilos	Perder 4 kilos por mes (o solo 2 Kg si te cuesta mucho)
CÓMO LO DESEAS	Sin quitarme de nada	Solo lograrás adelgazar si no abusas o si compensas los excesos con restricciones
CUÁNDO LO DESEAS	En poco tiempo	La pérdida tiene que ser paulatina, o no será saludable y no lograrás mantenerla en el tiempo

Combina la dieta con una actitud postiva y relajada, y con actividad física.

QUÉ OCULTA UN PESO EXCESIVO

La verdadera causa, el mecanismo íntimo de la obesidad, continúa siendo una gran incógnita para la ciencia. Sin embargo, en general, se cree que la obesidad surge a partir de factores externos que activan una predisposición genética presente. Cada caso es muy particular, y existen infinidad de factores que pueden estar influyendo activamente en el peso.

● Hay personas que siguen dietas desequilibradas, y, sin embargo, presentan un peso correcto, y a la inversa. Es cierto que en las personas obesas hay una energía sobrante que se deposita en forma de grasa, pero esto puede suceder por estar alterados desde los mecanismos neurológicos de la saciedad hasta los del metabolismo de las grasas, el aprovechamiento de los nutrientes o la termogénesis. La verdadera causa, el mecanismo íntimo de la obesidad, continúa siendo un gran misterio para la ciencia. En general se cree que la obesidad se desarrolla bajo la influencia de factores externos, pero sobre una predisposición genética personal. Seguidamente, repasamos algunas de las causas de obesidad conocidas:

Genéticas. Los hijos de padres obesos tienen una probabilidad mucho más alta de padecer obesidad. Cuando uno de los progenitores es obeso, la probabilidad es del 50%. Si lo son los dos, puede elevarse hasta el 80%.

Dieta desequilibrada. Ingerir más energía de la necesaria conduce a la larga a un exceso de grasa y posiblemente al sobrepeso y la obesidad. Con qué ritmo y a partir de qué tipo de dieta, depende de cada persona y fluctúa con los años.

Sedentarismo. La ausencia de actividad física constituye un factor de obesidad muy importante. Una disminución de la actividad cotidiana puede provocar a medio plazo un aumento de peso.

Fármacos. Es cierto que hay determinados medicamentos que pueden predisponer a un aumento de peso y grasa. Entre ellos, algunos tranquilizantes, corticoides, preparados hormonales, etc. Pero estos efectos suelen desaparecer cuando se deja de tomar el fármaco.

Enfermedades endocrinas. Algunos trastornos del metabolismo, como el hipotiroidismo, pueden hacer que aumente el peso. Pero son dolencias con una incidencia baja.

■ SI RECURRES A UN PROFESIONAL

Tómate tu tiempo para elegir a conciencia al profesional que te ayudará a vencer tus problemas con la báscula.

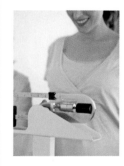

Si observas que no te escucha de verdad y que se limita a pesarte, medirte y a sacar de un cajón la misma dieta que podría haberle dado al paciente que ha entrado antes que tu, quizá necesites buscar otro asesor.

La psicología y la buena gestión de las emociones también forman parte de «la terapia» para comer mejor y adelgazar. En ellas recae una buena parte del éxito. Y tú también tienes derecho a beneficiarte de ello.

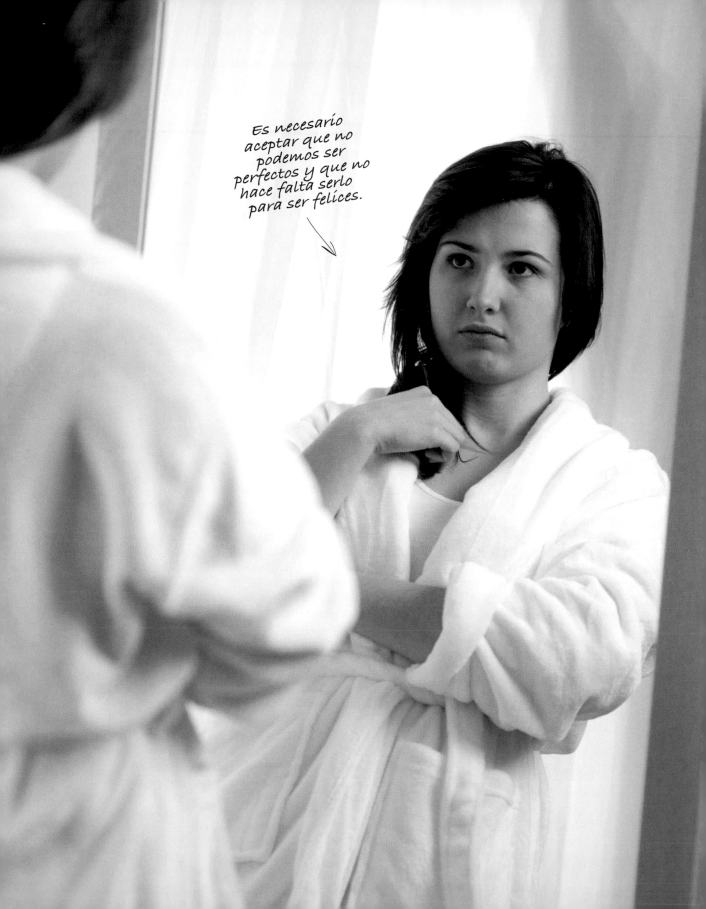

■ TAMBIÉN TE ENGORDA...

En algunas épocas se es más vulnerable al sobrepeso porque se dan cambios que afectan al apetito o a las necesidades energéticas.

Embarazo. Si no se controla la alimentación y no se hace ejercicio, durante el embarazo se pueden ganar fácilmente demasiados kilos de los que luego resulte muy difícil desprenderse.

Menopausia. Los cambios hormonales de la menopausia pueden conllevar un aumento de peso. No ocurre siempre, pero es bueno tenerlo en cuenta. Además, en la menopausia disminuyen los requerimientos energéticos de la mujer, por lo que también la dieta debe ser menos calórica.

Estrés. Con su carga de ansiedad, el estrés puede inducir a comer de forma compulsiva.

Trabajos nocturnos. Pueden favorecer que se coma de forma repetida y excesiva, además de trastornar el ciclo del sueño, con las consiguientes alteraciones hormonales y alimentarias.

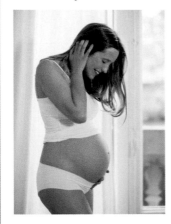

Enfermedades neurológicas. Existen algunas enfermedades del sistema nervioso central que pueden provocar un aumento de peso. Su incidencia es baja, pero evidentemente deben descartarse. No hay que olvidar que muchos neurotransmisores están relacionados con la regulación del peso.

Abandono del tabaquismo. Especialmente si se fuma mucho, cuando se abandona el tabaco se puede producir un aumento de peso. La causa radica en que se ralentiza el metabolismo, además de que aumentan el apetito y la apreciación de los sabores.

Alteraciones psicológicas. Una depresión o la ansiedad pueden acarrear alteraciones del comportamiento alimentario que se traduzcan en aumentos de peso.

Cambios geográficos. Un cambio del lugar de residencia y, consecuentemente, de clima y de hábitos dietéticos puede llevar a un aumento de peso y de masa grasa.

Cambio de hábitos. Modificar algunas costumbres cotidianas banales, como empezar a comer fuera de casa, cenar un poco más o andar menos, pueden dar lugar a largo plazo a un aumento de peso. Está comprobado que pequeños cambios de hábitos mantenidos en el tiempo producen cambios en el peso.

TUS EMOCIONES SON IMPORTANTES

Las emociones nos empujan a comer o a dejar de hacerlo. Pueden abrir el apetito o quitarlo, protegernos frente a alimentos potencialmente peligrosos o animarnos a probar algo nuevo. Y tras el sobrepeso muchas veces están esas causas emocionales. Desamor, abandono, culpa, rabia, celos o tristeza son algunos de los sentimientos que pueden expresarse a través de los conflictos con la alimentación.

El sentimiento de culpa e incluso la vergüenza aparecen a menudo en relación con los alimentos. Surge curiosamente casi en exclusiva por haber cometido un exceso y casi nunca por quedarse corto. Las posibles deficiencias de nutrientes no suelen suscitar emociones. Sucede así por la tendencia a imponerse límites y restricciones exagerados que suelen esconder conflictos emocionales.

Es necesario aceptar la frustración por no ser perfectos en todos los sentidos o no conseguir todo lo que deseamos. Solo así se puede disfrutar y sacar partido de las características positivas que posee toda persona. Esta simple aceptación puede abrir las puertas hacia una manera más placentera y realista de relacionarse con los alimentos.

Reconocer las causas emocionales que llevan a comer en exceso hasta poner en peligro la salud es el primer paso para dejar de hacerlo. Devorar alimentos es una forma de comportamiento agresivo socialmente aceptada. Es un modo de «tragarse la rabia», de manera que la agresividad se encauza contra uno mismo porque no se puede aceptar dirigirla contra la persona con la que se tiene o se ha tenido un vínculo de afecto.

Las personas que entablan una relación autodestructiva con la comida quizá reproducen comportamientos equivocados que tuvieron sus padres y que pudieron provocarles sensación de desamparo o culpabilidad. La solución al problema siempre pasa por reconocer el conflicto personal y, si es posible, expresarlo con palabras.

■ EL TEST: ¿RECURRES A LA COMIDA COMO RECOMPENSA?

Los factores psicológicos son decisivos en la lucha contra la obesidad. Estos podrían ser los culpables de que «no puedas» parar de comer. Responde estas preguntas y comprueba si es tu caso.

PREGUNTAS	
1. ¿Te funcionan las dietas?	**a)** Yo diría que nunca. (3) **b)** Cuando me he propuesto adelgazar lo he conseguido. (0) **c)** Muy pocas. La acabo dejando y luego engordo más. (2)
2. Ponerte a dieta es...	**a)** No comer lo que me gusta. (3) **b)** Cuidar mi salud. (0) **c)** Duro, pero se logra. (?)
3. ¿Cómo crees que te sentirías si lograras adelgazar?	**a)** Sería mucho más feliz. (3) **b)** Me sentiría más atractivo. (2) **c)** Mi personalidad no cambiaría. Yo soy como soy. (0)
4. Cuando tienes ante ti una pieza de bollería...	**a)** Si he comido bien, no siento ninguna atracción por ella. (0) **b)** Me la permito, aunque haga poco que haya comido. Eso siempre es irresistible. (2) **c)** Si he tenido un mal día, me doy un premio. (3)
5. Por lo general...	**a)** Me siento solo, aunque esté con mi pareja o mi familia. (3) **b)** No suelo sentirme solo. (0) **c)** Si siento un vacío dentro, llamo a un amigo y me voy a tomar algo. (2)
6. Una persona desconocida te está mirando mucho...	**a)** Qué bien, ¿no? Todavía atraigo algunas miradas. (0) **b)** No me gusta... (3) **c)** ¿Qué estará mirando? (2)
7. Comes mucho más cuando estás baja de ánimo	**a)** Es cierto. (3) **b)** No. Cuando me preocupa algo incluso pierdo el apetito. (0) **c)** Es posible, pero mi peso se debe a más cosas. (2)
8. «Que te sobren unos kilos es inevitable». Eso es...	**a)** Totalmente cierto. (3) **b)** En algunas situaciones entiendo que ocurra. (2) **c)** Falso. Con empeño evitas la obesidad. (0)
9. Dirías que tu vida es...	**a)** Agradable y feliz. (0) **b)** Me gustaría que fuera algo diferente. (2) **c)** Mi vida no me gusta. (3)
10. Si tienes un mal día...	**a)** Me siento en el sofá con un cuenco de palomitas. (3) **b)** Me voy a caminar. (0) **c)** Tomo una onza de chocolate y una tisana relajante. (2)
RESULTADOS	
De 0 a 8 puntos	Sabes identificar cuándo estás nervioso, ansioso o deprimido y por lo general no dejas que esos estados te hagan comer más de lo normal.
De 9 a 18 puntos	Afrontas tus problemas sin recurrir a la comida, pero puedes caer en ese error. Intenta controlarte en esos momentos difíciles o recurre a opciones sanas.
De 19 a 30 puntos	Resuelves tus preocupaciones buscando recompensas rápidas, como la que te proporciona la comida. Intenta dominar la situación y, si no puedes, busca ayuda.

ASÍ GANAS FUERZA DE VOLUNTAD

Si nada te ha funcionado hasta el momento para adelgazar, es que tu mente y tu cuerpo «no se han comunicado» bien. El único secreto está en ganar fuerza de voluntad. Y para ello, debes lograr que tu mente no juegue en tu contra. Necesitas toda la motivación y toda la positividad que seas capaz de reunir para alcanzar las metas deseadas.

● Sean cuales sean las causas del sobrepeso, si tomas la decisión de mejorar tu vida perdiendo unos kilos, vale la pena que lo intentes. El problema es que proponérselo supone realizar cambios y muchas veces ahí es donde se encuentra el principal bloqueo: falla la tan mencionada fuerza de voluntad.

Pese a ello, debes saber que la voluntad se comporta de forma similar a como lo hace un músculo y, por tanto, es susceptible de poder ser entrenada. Así como para el atleta la preparación física y mental son imprescindibles y van unidas, también para lograr tus objetivos en relación con el peso y la salud debes prepararte. Eso supondrá, como explica el psicólogo Xavier Guix, que en algunas ocasiones te tocará hacer cosas que, en primera instancia, no te apetecen o te parecen innecesarias a corto plazo.

LAS «CARICIAS» VERBALES QUE MÁS NECESITAS AHORA

Algunos investigadores aseguran que solo logran adelgazar las personas que llegan a convencerse verdaderamente de que perder peso es posible. Sugieren entonces que mantener una actitud positiva no solo evita que abandones la dieta antes de tiempo. Además, podría influir directamente sobre el metabolismo, haciendo que quemes mayor cantidad de grasas.

El método conocido como Programación Neurolingüística potencia la voluntad y logra que cuerpo y mente trabajen juntos por un objetivo común que, en este caso, es mantener la dieta. Lo hace proponiendo, por ejemplo, que te repitas a menudo mensajes motivadores («yo puedo», «lo estoy consiguiendo») para que tu cerebro te acompañe también en el objetivo de recuperar la línea.

También es importante que reflexiones e identifiques lo que te limita y, por supuesto, no caigas en contradicciones: si evitas tomar un dulce y, tras mucho reprimirte, lo to-

■ MENSAJES QUE DISTORSIONAN

En ocasiones, la publicidad tienta a quienes quieren perder peso con productos milagrosos. Conviene ser cauto.

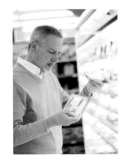

El camino «fácil». Intentar perder peso con la ayuda de pastillas u otros remedios, sobre todo si no se está al tanto de los efectos secundarios, es un error. Y también seguir dietas basadas en la eliminación de un grupo entero de alimentos. Quizá pierdas peso al principio, pero se recupera rápido. Cualquier dieta que prometa una pérdida acelerada de peso favorece una recuperación igualmente veloz y somete a los órganos a un sobreesfuerzo.

Debes creer realmente, sin reservas, que vas a conseguir perder los kilos que te sobran.

■ UN RETO PERSONAL

Empezar una dieta es fácil. Pero, como bien sabes, el problema suele ser seguirla y llegar hasta el final. Debes tomártelo como un reto:

Comprométete solo contigo: lo mejor para ti es que te comprometas contigo y no con los demás. No hace falta que expliques que estás a dieta. Así no sentirás «presión social».

Juega con ventaja: tú sabes en qué situaciones sueles acabar «picoteando». Analízalo y planea opciones ligeras para esos momentos de debilidad. Así elegirás mucho mejor.

Recompénsate: ¿por qué no darte una palmadita en la espalda si te lo mereces? Te proponemos que «te regales» cada semana un plato suculento para recompensar tu esfuerzo.

Busca el equilibrio: si tienes un compromiso, una fiesta o sales a cenar, come de manera equilibrada pero no te obsesiones, los excesos los puedes compensar al día siguiente.

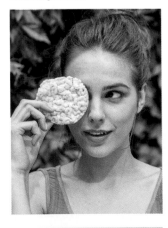

mas y te sientes culpable, asocias placer a fracaso y sufrimiento a un éxito imposible. Y eso te impide avanzar.

«QUIERO Y PUEDO PERDER PESO»

Si hasta ahora has intentado meterte en otras tallas de ropa y no lo has logrado, no tires la toalla: vuélvelo a intentar, pero esta vez siendo tu mejor amigo. Empieza a creer verdaderamente en la capacidad que tiene tu cuerpo de eliminar ese peso que te sobra.

Es lógico que cuando intentas adelgazar solo «quitándote de algunas cosas», o siguiendo los consejos de la última dieta de moda, fracases. Ocurre porque, en el fondo, eres consciente de que es imposible lograrlo así y no crees en ello.

Lo que sabes que sí es cierto es que solo siguiendo una dieta equilibrada, baja en calorías y con ingredientes que te ayuden a quemar grasas vas a conseguir adelgazar. Sigue la dieta que te proponemos (basada en estas premisas) y repítete a menudo «quiero y puedo cumplir los consejos de una buena alimentación», «esto sí va a funcionar» y «solo tengo que poner todo de mi parte». Una vez estés convencido de que puedes adelgazar, empezarás a hacerlo.

«ME SENTARÁ BIEN ADELGAZAR»

Casi todas las personas inician una dieta con la idea de mejorar el aspecto físico, aunque a la hora de la verdad este argumento resulta flojo, ya en el subconsciente, frente a las creencias e impulsos que te incitan a comer o a abandonar la dieta. Y te dices: «total, hace años que estoy así». Lo que de verdad te convencerá para continuar es pensar en tu salud. Saber que perder ese peso te evitará enfermedades.

Piensa en cómo vas a mejorar. «Cada vez estoy más ágil», «estoy cuidando mi salud». Comparte estas ideas con los demás: cuando dices tus pensamientos positivos en voz alta, se refuerzan.

Es posible que lo que arruine tu plan de adelgazar sean las falsas ideas preconcebidas: crees que la dieta es aburrida, que te vas a quedar con hambre, que es poco sabrosa... Eso genera ansiedad y mina tu voluntad. Cuando estés frente a un plato, saborea los ingredientes y piensa en lo ricos que están y en lo bien que te sientan. Por lo tanto, repítete: «me gusta comer sano».

10 CLAVES PARA VOLVER A CREER EN TI MISMO

1. Tienes recursos para adelgazar. Si tienes un problema, también cuentas con los recursos para solucionarlo. Recuerda situaciones pasadas que parecían insuperables y que, al final, afrontaste. También puedes copiar la experiencia de alguien que lo haya conseguido.

2. Tu comportamiento siempre tiene una intención positiva. Saltarse la dieta o comer demasiado esconde detrás un motivo positivo: obtener placer, darte cariño o tranquilidad. Para mantener la dieta de adelgazamiento, necesitas motivaciones positivas aún más fuertes.

3. La flexibilidad es, sin duda, tu necesaria gran arma. Si eres capaz de cambiar lo que piensas, ¡estás salvado! Si hasta ahora has hecho dietas que te hacían sufrir, ¿no habrá alguna con la que sientas placer y veas que funciona y que tu cuerpo cambia?

4. Nunca fracasas. También las experiencias negativas y los resultados menos buenos forman parte del aprendizaje y sirven para alcan-

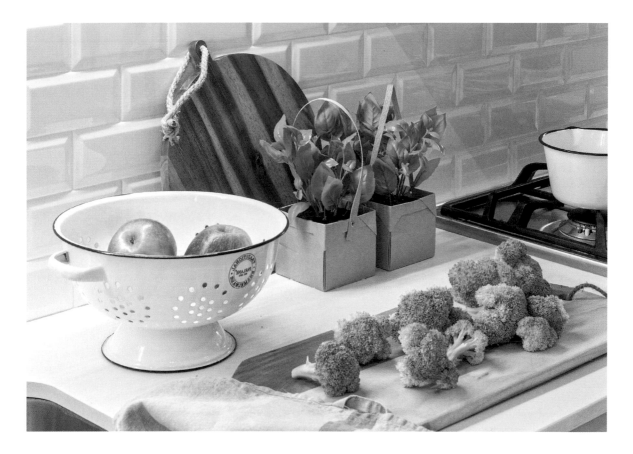

Muchas dietas fracasan porque el motivo para seguirlas no es verdaderamente importante. Si lo haces por tu salud, será mucho más fácil que lleves a cabo los cambios necesarios en tu dieta.

zar objetivos. Imagina que sigues una dieta que te satisface, pero no bajas de peso en el tiempo deseado. El éxito está en ser capaz de experimentar placer donde antes solo habías visto un gran esfuerzo inútil.

5. Cuestiona (positivamente) tu manera de hacer las cosas. Si solo ves la parte negativa de lo que haces, tu sistema neurológico abandonará tu propósito, y emocionalmente te sumirá en un estadio varios niveles más abajo del que te encontrabas.

Si eres positivo, tu sistema neurológico se volverá más creativo y entusiasta, todo irá a favor y más deprisa.

6. Analízate, pero no te juzgues. Analizar significa que ves los datos con más tranquilidad y puedes operar con ellos relajadamente para sacar conclusiones y decidir cambios de estrategia. En cambio, si te juzgas, estás aplicando valores éticos y morales, buscas justificaciones y eso son factores que entorpecen cualquier progreso positivo.

7. Todo pensamiento produce una reacción física. Si recuerdas ahora mismo un momento de fuerte angustia y nervios, notarás cómo se te hace un nudo en el estómago o en la garganta. Piensa ahora en lo contrario, en un momento fantástico de alegría y de placer, y nota cómo tu cuerpo se relaja, cómo tu cara se ilumina, o cómo tu energía empieza a aflorar. Con la dieta ocurre lo mismo: si te repites que no podrás eliminar todos los kilos que te so

29

Puedes prever las dificultades que van a surgir durante la dieta y también las soluciones posibles (¡siempre hay una o varias soluciones!). Así, nada te pillará por sorpresa.

bran o que «no te apetece hacer dieta», no lo conseguirás.

8. Lo que esperas tiende a hacerse realidad. Esto significa que si estás negativo es más fácil que lo negativo venga a ti, y que si estás positivo atraes lo bueno. Imagínate triste, ¿se te acercan muchas personas? ¿Y qué ocurre, en cambio, cuando estás alegre, divertido e imaginativo?

9. Resuelves conflictos. Al reprogramar tu mente resuelves conflictos, ya que para tu organismo es imposible permanecer en una contradicción constante. La clave para adelgazar es asumir que depende de ti. Y es tu cambio de actitud lo que te ayudará a tomar conciencia.

10. A mayor esfuerzo consciente, menor respuesta inconsciente. ¿Prefieres controlar tu vida o que tu vida te controle a ti? Si escoges la primera opción estás siguiendo es-

te principio. Cuando participas activamente de tus días y de lo que te ocurre, la vida te sigue, sobre todo cuando obras con conciencia, conoces las estrategias y sigues esta filosofía. Y todo son ventajas: cuanto mayor trabajo consciente hagas, menos «esfuerzos» tendrás que hacer para conseguir lo que quieres.

PLANEA CÓMO ACTUAR ANTE LAS TENTACIONES
Científicos de la Universidad de Pensilvania (EE.UU.) han descubierto que la fuerza de voluntad no es infinita. Cada vez que te resistes a una tentación, tu capacidad de decir «no» ante la siguiente disminuye. Por ello, especialistas de la Asociación Americana de Psicología recomiendan la «técnica de la implementación», que consiste en pensar en situaciones que creas

que te pueden incitar a saltarte la dieta y planear cómo «capear» ese momento de debilidad con opciones ligeras y satisfactorias. Así, en lugar de resistirte (y perder poco a poco tu fuerza de voluntad) te enfrentarás a ellas.

Adelántate a tus propias excusas. «Por un día no pasa nada», «hoy tengo una cena con mis amigos», «total, ayer ya me salté la dieta…». ¿Qué te dices cuando estás a punto de tirar por tierra todo el esfuerzo hecho? En las siguientes páginas te vamos a dar alternativas para saber cómo actuar ante esas situaciones, pero de momento toma nota sobre las «reglas universales» para resistirte a una tentación.

No digas «no», opta por lo ligero. Si en una ocasión sales de tapas con tus amigos, por ejemplo, no te quedes sin cenar. Siempre en-

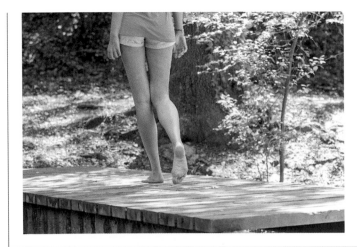

ROMPE CON EL PASADO

Si tu voluntad flaquea, no te ampares en el pasado para abandonar. Antes, piensa…

¿Creíste en ti? Limpia tu mente y deja atrás los sentimientos de culpa que te invaden por haber dejado las dietas en el pasado. Si crees en ti, tu autoestima lo agradece y mejora de manera importante tu fuerza de voluntad.

¿Fuiste realista? Una buena dieta no da resultados visibles inmediatos. Es importante que te pongas pequeñas metas a diario para sentir que avanzas paso a paso. Si te propones retos imposibles no los lograrás nunca.

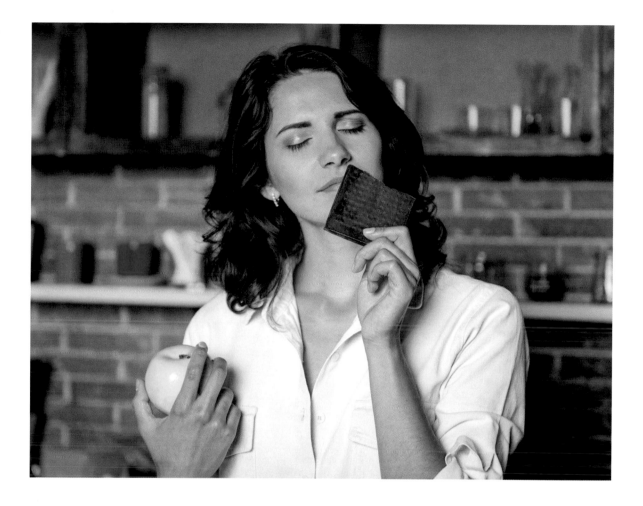

contrarás alguna opción elaborada de forma sencilla (cruda, salteada o asada, por ejemplo), a base de verduras y hortalizas. Otra buena elección sería decantarse por el pescado o el marisco.

Si no lo tienes, no lo comes. La mejor forma de no caer en una tentación es evitándola. El «ojos que no ven, corazón que no siente» es lo más eficaz en casa. Deshazte de todos los snacks cargados de grasas y aditivos, de la bollería, de las galletas industriales, de las comidas preparadas y de los refrescos. Así no te hará falta decir «¡no!».

PREMIA TU ESFUERZO DIARIO DÁNDOTE RECOMPENSAS

Si lo has hecho bien durante toda la semana, te mereces terminar con una recompensa. Con unos caprichos sabiamente dosificados premiarás tu esfuerzo y te animarás a seguir adelante con tu plan.

Regálate un capricho. ¿A que sabes lo bien que sienta que alguien te ofrezca una muestra de cariño o una «palmadita en la espalda» en el momento adecuado? Puede ser la «gasolina» que necesitas justo en ese instante para continuar adelante. Por eso te proponemos que tú mismo premies tu esfuerzo cada semana con «caprichos» sin consecuencias, como una nueva camiseta, una entrada para el teatro o el fútbol o un viaje relámpago de fin de semana.

Al final de la semana. Cada vez que superes una semana de dieta, recompénsate, por ejemplo, tomando una onza de chocolate negro. De esta manera no echarás por tierra tus esfuerzos. Te «darás el gusto» sabiendo que lo estás haciendo bien. Prémiate el fin de semana, que es cuando más te apetece disfrutar comiendo.

IDENTIFICA SI TU HAMBRE ES REAL

Un flujo de sustancias químicas y señales nerviosas puede explicar las sensaciones de hambre y saciedad. Se trata de un sistema complejo que, a pesar de ser estudiado hace tiempo, aún no es posible entender en su totalidad. Pero se puede regular el apetito mediante una serie de estrategias que resultan más sencillas de lo que piensas.

● En algún lugar del cerebro se esconde el circuito neuronal que controla el apetito. Aún no se sabe cómo funciona con todo detalle, ni siquiera dónde está exactamente o qué aspecto tiene. Pero sí se sabe que es muy poderoso. El apetito puede sentirse como algo más fuerte que la propia voluntad. Puede arrastrarnos a una dieta desequilibrada o hacer que sintamos una atracción irresistible hacia alimentos que sabemos que no deberían consumirse en exceso. También resulta necesario para sentirse atraído positivamente por los alimentos y para disfrutar de ellos.

La relación del ser humano con su apetito es similar a la que mantiene con el sexo. Puede aunar placer y sufrimiento, instinto y razón. Por tanto, ha sido siempre una relación compleja. A lo largo de la historia ha estado dominada por el hecho de que había lo que había para comer, que era normalmente poco. El apetito ha estado sometido, además, a las necesidades de la familia o del grupo. No estaba en los planes de la naturaleza la situación actual en que los individuos pueden dar rienda suelta a sus deseos ante una oferta de alimentos casi ilimitada. En estas circunstancias, muchas personas sienten que no pueden controlar su apetito. Saben qué alimentos les convienen, pero comen otros. Si consiguen hacer una dieta para perder peso, luego lo recuperan con bastante facilidad. El apetito vence, pues, a la razón.

EL CENTRO DE CONTROL

Cómo se desarrollan las características del apetito es también en buena parte un misterio. Se sabe que no se nace con el apetito preprogramado. Comienza a cobrar forma a partir de la primera infancia, cuando al tomar contacto con los sabores empiezan a desarrollarse determinadas redes sensoriales, metabólicas y neuroquímicas. Se sabe también que la sensación de apetito coin-

■ ASÍ ESTIMULAN TU APETITO

Ciertos productos preparados excitan el hambre de los consumidores de las maneras más variopintas. Descúbrelas.

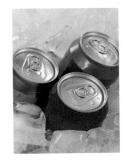

Los envases, los platos, los vasos, las tazas o las cucharas grandes consiguen que consumamos entre un 20 y un 30% más. Se llega a tener en cuenta la forma de los vasos: en uno ancho bebemos más que en uno estrecho.

Determinados colores y formas nos abren el apetito sin darnos cuenta. Bajo su influencia, ingerimos cantidades mayores. La publicidad también induce a consumir productos del todo innecesarios, incluso perjudiciales.

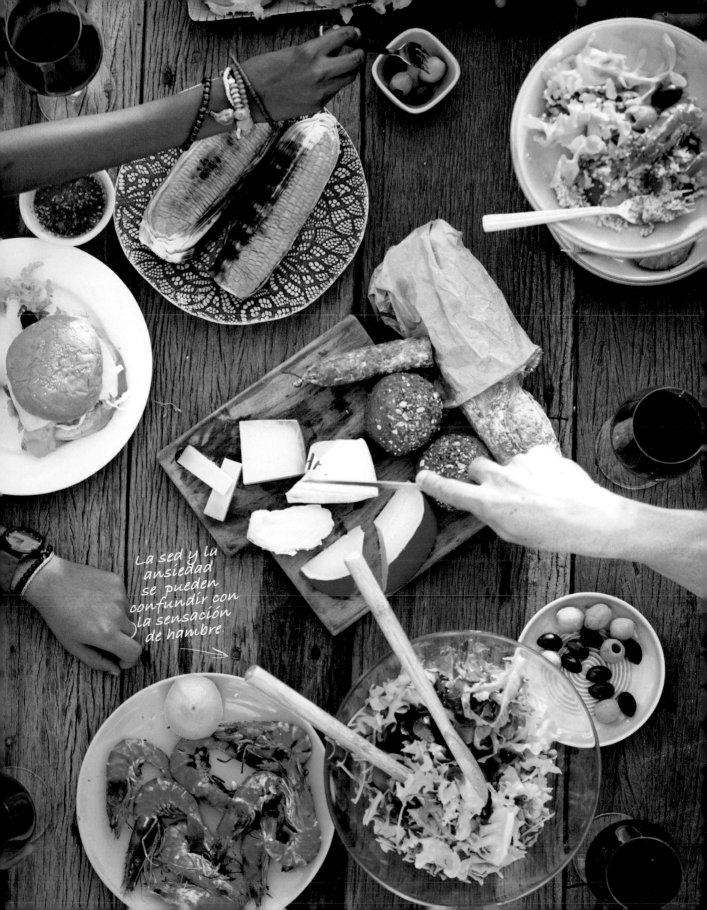

La sed y la ansiedad se pueden confundir con la sensación de hambre.

■ LA REGLA DE LOS 10 MINUTOS

Si abrimos el frigorífico e intentamos averiguar qué nos apetece, puede que no haya hambre física, sino ganas de obtener algo.

A veces sientes la necesidad imperiosa de picotear algo pero no tienes «hambre real», sino, simplemente, «ganas de comer». **Cuando tengas intención** de picar, intenta distraer tu mente durante 10 minutos. Es el tiempo que tarda en disiparse de hambre que responde a otros factores. **El aburrimiento, la sed** o simplemente las ganas puntuales de masticar algo consistente a veces se confunden con el hambre real. Pero estas sensaciones se desvanecen en pocos minutos. **Un poco de estrés** momentáneo, la ansiedad y los nervios activan en el cerebro la señal de peligro. Cuando esto ocurre, el organismo te pide una dosis de glucosa extra por si tuviera la necesidad de actuar con rapidez frente a un peligro amenazante o emprender una huida instantánea.

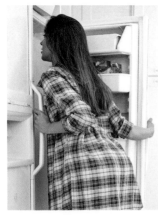

cide con la activación de la región mesolímbica, en el centro del cerebro, la zona donde se procesan las sensaciones placenteras. De allí proceden las señales que a través del nervio vago llegan al estómago, que empieza a segregar jugos gástricos. El páncreas comienza a producir insulina. El hígado se pone en marcha para recibir los hidratos de carbono y las grasas. Al tiempo que todo este complejo proceso se despliega, la conciencia se llena de una idea simple: «tengo hambre».

Las sensaciones de hambre y saciedad son el resultado de un proceso complejo en el que intervienen los cinco sentidos, las bioquímicas del cerebro y del intestino, el metabolismo y, por supuesto, la psique. Investigadores de todo el mundo están observando el cerebro para descubrir en qué zonas se siente y se satisface el apetito, o cuáles son los receptores en la superficie de las neuronas de los que dependen las sensaciones de hambre y de saciedad. Estudian también las señales que proceden de las redes nerviosas del estómago y de los intestinos.

PROGRAMADOS PARA COMER CON GANAS

Estábamos, y estamos todavía, porque genéticamente somos los mismos, programados para comer y comer, especialmente alimentos ricos en grasa. Y es que en el pasado había que acumular el máximo de energía, y las personas con más capacidad para comer eran seguramente las que tenían mayores probabilidades de sobrevivir, según Jeffrey Flier, investigador de la obesidad en la facultad de Medicina de la Universidad de Harvard (EE.UU.). De todos modos, el ansia por comer raramente alcanza la categoría de locura sin

freno. El cuerpo no engorda rápidamente y sin límites. La mayoría de las personas con sobrepeso han ganado sus kilos poco a poco, quizás a razón de un kilo por año. Esto significa que el cuerpo tiene una gran capacidad para mantenerse en equilibrio. A la mayoría de personas se le dispara el hambre tres veces al día, coincidiendo exactamente con las horas de las comidas, que están determinadas por el entorno cultural. Un inglés está hambriento a la una del mediodía y un español a las dos y media.

LA HORMONA DEL HAMBRE

Lo que no cambia es la hormona implicada en la sensación de apetito, la grelina. Se descubrió hace muy poco, en 1999, y se sabe que es segregada en el estómago y el intestino al ver u oler alimentos o como respuesta a los hábitos horarios. David E. Cummings, de la Universidad de Washington (EE.UU.), ha medido los niveles de grelina en la sangre cada 20 minutos y ha comprobado que varían a medida que se va acercando la hora de comer.

La grelina estimula tres zonas del cerebro: el cerebelo, que controla los procesos corporales automáticos inconscientes; el hipotálamo, que rige el metabolismo; y el centro mesolímbico, donde se procesan las sensaciones placenteras. Aunque la grelina es una de las sustancias más relacionadas con el apetito, regularlo no es su única función. También resulta esencial en el crecimiento, en el aprendizaje y en los procesos de adaptación a los cambios que se producen en el entorno.

Varios estudios confirman que las personas con apetito constante y obesas tienen curiosamente nive-

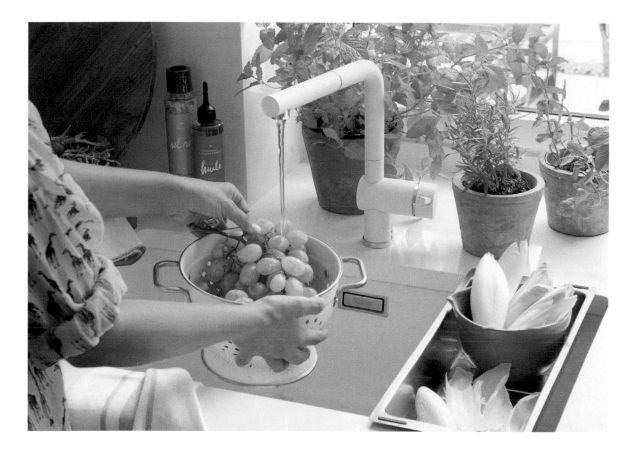

Cuando sientas un hambre irrefrenable, puedes acostumbrarte a satisfacerla con alimentos muy sanos, ricos en nutrientes y sobre todo en fibra. Ten a mano hortalizas frescas y fruta.

les de grelina en la sangre más bajos que las personas con un peso óptimo. En estas aumenta antes de las comidas y desciende hasta un 40% después. En las personas con sobrepeso no se produce apenas variación, lo que explica que su apetito no desaparezca. También se sabe que las personas anoréxicas tienen niveles elevados permanentemente. A través de la grelina, el cuerpo da un grito de alarma que estas personas han aprendido a ignorar.

LOS FRENOS AL APETITO

La grelina es un estimulante del apetito, pero no es su único regulador. El cuerpo dispone de un auténtico sistema de freno del hambre. Su primer componente son los nervios que captan la distensión del estómago y de los intestinos y que advierten al cerebro que ya están llenos. Este mensaje es reforzado por tres sustancias que viajan a la cabeza desde el intestino. La primera es un péptido denomi-

nado colecistoquinina (CCK). Es la de acción más inmediata, la que nos hace levantarnos de la mesa al sentirnos llenos. Pero la CCK desaparece rápidamente, y nos sentaríamos otra vez si no fuera por otras sustancias que contribuyen a la sensación de saciedad. Estas son las hormonas GLP-1 y PYY, que dan por zanjada la comida hasta nueva orden. Se producen en el intestino grueso y no solo le dicen al cerebro que ya se ha comido bastante, sino

Recurrir a los fármacos para adelgazar no es una opción deseable ni segura. Los efectos secundarios de muchos de ellos son graves. De ahí la importancia de aprender a comer bien.

que detienen la actividad del estómago para que no envíe más cantidad de alimentos al intestino, donde tiene lugar la auténtica digestión.

Además, la GLP-1 ajusta la química sanguínea, estimulando el páncreas para que libere más insulina, la cual empapa los azúcares que llegan a la sangre y acumula los excedentes en las reservas corporales de grasa. Es decir, la función de estas hormonas va más allá del momento de la ingesta, pues intervienen en la administración de la energía obtenida.

Si a pesar de todos los frenos, la persona insiste en seguir comiendo, el cuerpo tiene un tercer recurso: la leptina. Descubierta en 1994, es la hormona supresora del apetito. Se produce en las células del tejido graso y viaja a través de los vasos sanguíneos hasta los mismos lugares del cerebro donde actúa la grelina: elimina el hambre ocupando los receptores celulares de la hormona del apetito.

El descubrimiento de la leptina hizo creer a algunos científicos que los obesos no producían la suficiente y que, si se les inyectaba, el afectado dejaría de comer y quemaría sus reservas de grasa. Pero las cosas no resultaron tan fáciles. Los análisis mostraron que los obesos, salvo casos excepcionales, producían la leptina que les correspondía. El problema, parece ser, es que de alguna manera las personas obesas se hacen insensibles a su propia hormona de la saciedad.

Una razón de que no se haya encontrado todavía la manera definitiva y simple de regular el apetito es porque la grelina, la leptina y las otras hormonas intestinales son solo una parte del complejísimo sistema de control. Se han encontrado por lo menos una docena más de hormonas y péptidos que desempeñan alguna función, como el neuropéptido Y –un estimulante del apetito que se segrega en condiciones de estrés– o la proteína r-Agouti, también de efecto estimulante. ¿Cuántos mecanismos nos quedarán por descubrir?

¿TRATARLO CON FÁRMACOS?

Los tratamientos mediante la administración o la inhibición de cualquiera de estas sustancias no se han demostrado eficaces ni seguros hasta el momento.

Actuar solo sobre uno de los mecanismos implicados y esperar que se resuelvan los problemas es como cambiar un tornillo de un turismo y creer que se convertirá

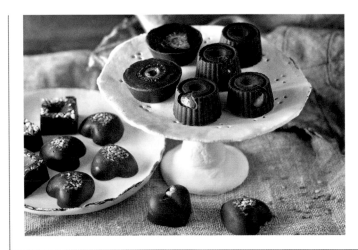

■ ¿QUÉ TE SEDUCE?

El mensaje afectivo que conllevan los alimentos no es igual en hombres y mujeres.

A los hombres suelen seducirles los platos potentes que les recuerdan el cariño y la atención de sus madres. Entre ellos triunfan los cálidos platos de sopa, los cocidos, la pasta o la carne abundante que preparaban en casa.

Las mujeres, aunque también valoran esos platos, prefieren los denominados alimentos-regalo, como pueden ser los bombones, los helados, la bollería fina y diversas delicatessen, generalmente muy dulces.

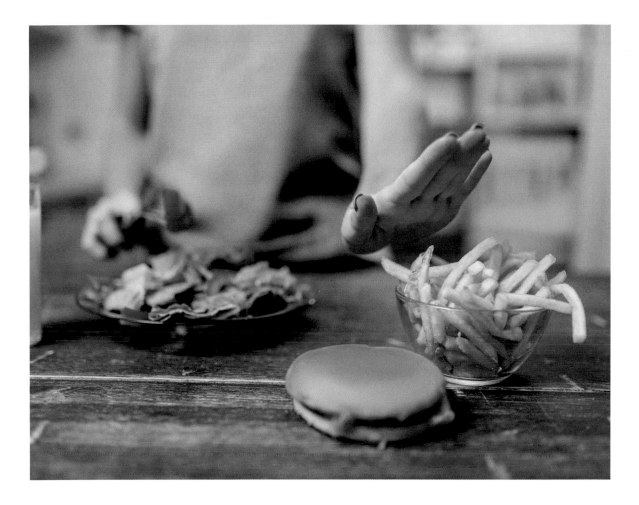

en un coche de carreras. Además, los medicamentos que se utilizan en la actualidad ni siquiera actúan directamente sobre la química del apetito. Se recurre a antidepresivos para disminuir la ansiedad al precio de influir en los delicados equilibrios químicos cerebrales. Son medicamentos con una larga y grave lista de efectos secundarios que además pueden acabar causando adicción.

En los últimos años se han prohibido varios, pero los que quedan no son mucho mejores que los retirados. Existen medicamentos autorizados en Europa cuyo objetivo es disminuir o frenar la sensación de placer al comer, pero sus efectos indeseables no son pocos.

REDUCE LA CARGA GLUCÉMICA

Algunos científicos investigan otras maneras de incidir sobre el apetito y sus consecuencias. Una de ellas es controlar la carga glucémica de los alimentos, es decir, su capacidad para elevar rápidamente los niveles de azúcar en sangre. Cuanto más rápida es la subida, más intensa es la sensación de saciedad cuando se da, pero a continuación se produce una bajada en picado que va acompañada de un hambre mucho mayor, voraz. En consecuencia, las personas que consumen alimentos con una carga glucémica alta (dulces, pan blanco, pasta...) suelen picar en abundancia antes de la llegada de la siguiente comida. La solución es que en cada ingesta dominen los alimentos con una carga glucémica baja, como las legumbres, las verduras y los cereales integrales. Estos alimentos son saciantes y mantienen los niveles de glucosa en sangre más estables, y por eso la sensación de hambre tarda más en llegar.

■ ENCUENTRA EL EQUILIBRIO

Si te reprimes constantemente o no comes todo lo necesario, es más fácil que te invadan los ataques de hambre y te des atracones.

Demasiada restricción. Hay quien sigue dietas tan estrictas que se prohíbe todos los caprichos, se salta la cena o el desayuno para no engordar o come una barrita energética al mediodía.

Todo te afecta más. Al no comer lo que necesitas, las emociones están más a flor de piel, te cuesta afrontar los obstáculos y seguir una dieta equilibrada.

Momentos de bajón. Sientes debilidad física, por la falta de glucosa tras horas sin comer y entras en un estado de ansiedad acompañado de un hambre que te empuja a devorar lo que sea.

Recurres a la comida. Tu cuerpo reclama glucosa de forma urgente y es fácil que acabes engullendo alimentos con exceso de azúcar que provocan «un pico» de energía, pero al poco tiempo baja. Y vuelta a empezar.

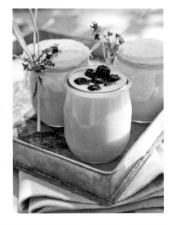

CLAVES PARA APACIGUAR EL ESTÓMAGO

Ahora ya sabes que tu hambre obedece a una serie de mecanismos psicológicos y fisiológicos que no son conscientes y que no siempre sirven para satisfacer las necesidades del organismo. El apetito, el hambre, puede ser consecuencia de un trastorno y provocar otros.

Si el apetito te está causando problemas, puedes recurrir a una serie de estrategias para calmarlo. Son trucos sencillos que te ayudarán a darte cuenta de que realmente ya estás saciado y evitarán que asaltes la nevera cuando no tienes hambre de verdad.

Come caliente o, al menos, templado. Es cierto que si no hace frío resulta más difícil (y no apetece) ingerir alimentos calientes, pero conviene hacerlo aunque sean platos tibios. Hay estudios que demuestran que las comidas calientes envían más señales de saciedad al cerebro que las frías. Si templas un plato que en principio ibas a tomar frío, contribuirá a que te sientas más lleno y, por tanto, a que comas menos.

Recréate mientras masticas, y no engullas los alimentos. Masticar bien favorece la digestión porque los alimentos llegan mucho más «triturados» al estómago, con lo que este órgano tiene menos trabajo. Pero además te ayuda a controlar las cantidades que comes y a darte cuenta de que ya estás «lleno». Ten en cuenta que la sensación de saciedad suele producirse unos 20 minutos después de comenzar a comer. Los médicos recomiendan masticar al menos 20 veces cada bocado, e incluso hay estudios que demuestran que si lo haces 40 veces liberas todavía más hormonas saciantes e ingieres menos alimento. Así que tómate el tiempo necesario y disfruta de la comida y, si puedes, hazlo en buena compañía. **Calma los nervios tomando las vitaminas y minerales** que te hacen falta. Ya has visto que en muchas personas el hambre emocional se dispara cuando atraviesan periodos de estrés o simplemente cuando están tristes y bajas de ánimo. Para no llegar a este extremo, sigue una dieta equilibrada rica en alimentos que contengan vitamina B_6, ácido fólico y triptófano.

Estos nutrientes favorecen la producción de serotonina, un neurotransmisor que es clave en aquellas personas que devoran cuando no están bien anímicamente. La serotonina interviene, por un lado, en el buen funcionamiento del sistema nervioso (y por tanto te ayuda a sentirte mejor) y, por el otro, regula el apetito. Estos nutrientes están presentes en la levadura de cerveza, los frutos secos, los cereales integrales, los huevos, los vegetales de hoja verde o los plátanos.

Cuando creas que tienes hambre, bebe antes agua. Es muy fácil confundir la sensación de sed con la de hambre. La ingesta de líquido produce sensación de saciedad. También es una buena solución empezar las comidas con una taza de caldo casero desgrasado. Calma el apetito inicial y evita comer mucho del plato siguiente.

Salir a caminar también te ayuda a regular el apetito. Que andar te ayuda a adelgazar es una realidad. Si lo haces por la mañana activa el metabolismo, con lo que quemas calorías más rápido. Pero caminar también favorece la producción de endorfinas. Hay estudios que aseguran que una buena caminata ge-

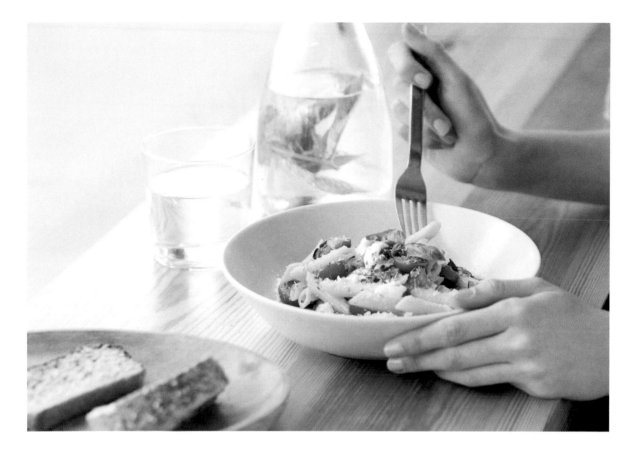

No te pongas a comer si te sientes ansioso. Antes, cálmate, bebe agua. Espera a que llegue la hora de comer. Entonces, disfruta de la comida con mucha tranquilidad, masticando bien.

nera la misma cantidad de placer que tomar un onza de chocolate. **Reduce la estimulación del apetito para no comer más de la cuenta.** Para lograrlo, debes mantener estables los niveles de azúcar. Cuando te saltas alguna de las 5 o 6 comidas del día, tu glucosa baja y se activan unas hormonas que dan la orden al cerebro de comer para obtener azúcar. **Mastica despacio** y bebe mucho líquido. Este último hace que te sientas lleno, y cuando masticas despa-

cio, controlas más lo que comes. Piensa que, como decíamos, el cerebro tarda 20 minutos en recibir la sensación de saciedad. Por tanto, si comes muy rápido ingieres más calorías sin llegar a sentirte lleno. **Trata cada comida por separado.** Cada una tiene su importancia y debe incluir unos alimentos específicos que te sacien y relajen a la vez. Lo podrás comprobar en la dieta que hemos preparado más adelante. Síguela a rajatabla y notarás

cómo tu ansiedad se reduce e incluso (si tu estilo de vida acompaña) se elimina. Y para no tener tentaciones, no llenes tu despensa de alimentos que no te convienen. **Haz las paces contigo mismo y no te obsesiones.** El apetito corre el riesgo de convertirse en solo una preocupación cuando debería contribuir tanto a la salud como al placer de vivir. Es hora de reivindicarlo en lugar de pelearse con él. Hazle amigo de tu apetito.

MEJORA TU METABOLISMO

El metabolismo de cada persona es único y va cambiando de acuerdo con las circunstancias. Comprender los factores que influyen sobre su funcionamiento permite realizar pequeños cambios para estimularlo. Puedes ajustar la dieta para que tu metabolismo queme grasa corporal y evite la creación de nuevas reservas adiposas.

● Hemos oído la palabra «metabolismo» miles de veces, y a menudo ligada al problema del peso o las visitas al especialista: «tengo un metabolismo lento», «tendría que ir a un endocrino», etc. Pero su verdadero significado queda a menudo poco claro. Es, como en otros muchos casos, un término habitual pero no del todo conocido. Una definición fácil de «metabolismo» aludiría a las reacciones bioquímicas que permiten realizar a los seres vivos sus funciones vitales. Dicho de otra manera, se trata del conjunto de procesos químicos que suceden en nuestro organismo y nos permiten respirar, pensar, andar... Es, en definitiva, nuestra fisiología más compleja a nivel celular y bioquímico. Por lo tanto, no se trata solo –como a veces se cree– de los procesos que permiten engordar o adelgazar, sino de todas las reacciones bioquímicas que hacen que nuestro cuerpo funcione. El tema es, pues, amplio y complejo, y abarca miles de reacciones.

POR QUÉ HAY PERSONAS QUE ENGORDAN MÁS

Al digerir los alimentos, tanto las grasas como las proteínas y los hidratos de carbono se convertirán en moléculas más pequeñas: ácidos grasos, aminoácidos y glucosa, respectivamente. Estas moléculas ya podrán ser utilizadas por las rutas metabólicas del cuerpo y convertirse en energía. Energía que se usará para llevar a cabo las distintas funciones vitales y que, si resulta excesiva, se almacenará en forma de grasa. ¡Ahí está el punto candente de la cuestión!

Según sean las características propias, personales, de todos estos procesos y de la energía que necesite el organismo en cuestión, habrá más depósitos grasos o menos. Por tanto, el metabolismo interviene de forma clara en el peso y en la cantidad de grasa del cuerpo, pero evidentemente hay multitud de factores que lo condicionan.

¿CÓMO ES EL TUYO?

La velocidad de tu metabolismo condiciona tu capacidad para asimilar nutrientes y gestionar las reservas.

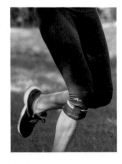

Metabolismo rápido es aquel que tienen las personas que fácilmente sufren una pérdida o ganancia de peso corporal al realizar pequeños cambios en sus hábitos cotidianos, como andar algo más o comer algo menos.

Metabolismo lento es aquel que no reacciona con cambios apreciables a un ligero aumento en la actividad física o se reeduca algo la ingesta de calorías. Este metabolismo exige un esfuerzo mayor para perder peso.

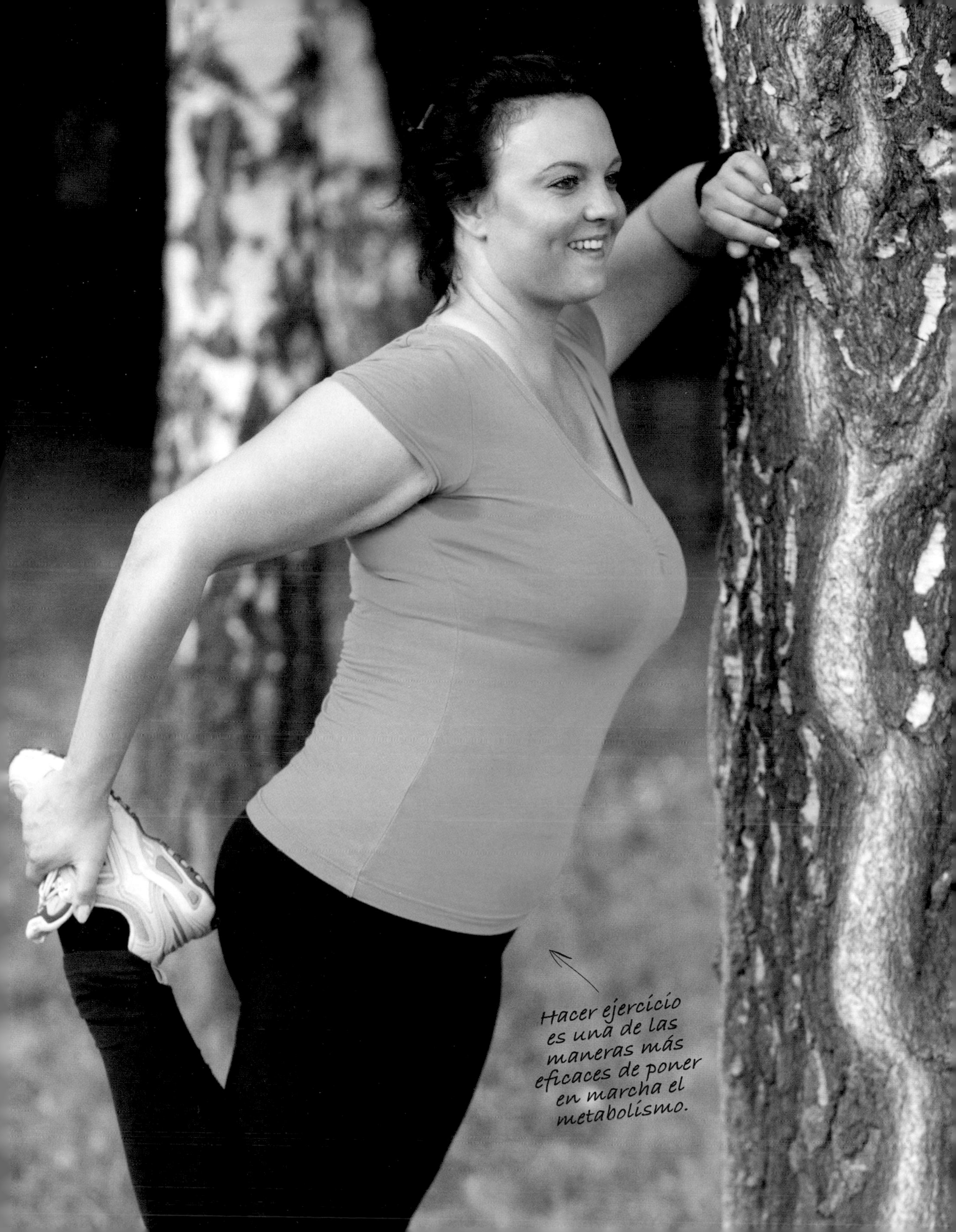

Hacer ejercicio
es una de las
maneras más
eficaces de poner
en marcha el
metabolismo.

Realizar un ejercicio intenso al aire libre cuando la temperatura ambiental es baja exige un esfuerzo añadido al metabolismo y se queman más calorías que en otras condiciones.

Uno de ellos, y muy importante, es el metabolismo basal, que es la energía que necesitamos en reposo para que nuestros órganos funcionen. Por otra parte, la actividad física exige que el metabolismo genere energía extra. Finalmente también existe un gasto energético para asimilar los alimentos.

De la relación entre la energía total que necesita el cuerpo y la que obtiene de los nutrientes dependerá en gran parte la tendencia a un peso correcto o no.

QUÉ INFLUYE SOBRE TU CAPACIDAD DE «QUEMAR»

La mujer posee un porcentaje de grasa corporal notablemente superior al del hombre, así como menos masa magra o muscular: la cantidad de grasa puede llegar hasta el 28%, mientras que en el hombre no suele superar el 15%. Puesto que el tejido graso es mucho menos activo que el muscular, la energía que requiere el sexo femenino en igualdad de condiciones es lógicamente inferior a la del sexo masculino.

Esta es una de las razones por las que algunas dietas de adelgazamiento son más efectivas en ellos. Las mujeres deberían ingerir siempre menos calorías que los hombres, aunque tengan características físicas iguales e incluso una actividad física similar.

También influye en nuestro metabolismo la temperatura ambiental, ya que una parte de la energía que necesita el cuerpo la utiliza para mantener su temperatura. Cuando más energía requiere el organismo para realizar esta función esencial es cuando más baja es la temperatura ambiental; en pleno invierno y al aire libre, por ejemplo. De hecho, el escalofrío típico que se siente cuando hace mucho frío es una estrategia a la que recurre el cuerpo para generar calor.

Este gasto energético varía mucho de una persona a otra, y es uno de los factores que puede marcar de forma clara las diferencias de metabolismos. Por supuesto, el vestido y la climatización de las viviendas minimizan o disminuyen el esfuerzo que debe hacer el cuerpo.

Por lo explicado, se puede afirmar que el invierno hace que se «quemen» más calorías que el verano, aunque la actividad física sea la misma. O, lo que es lo mismo, las temperaturas frescas ayudan a quemar más energía. Esto queda claro si se observa lo energéticos que son los platos invernales en comparación con los veraniegos.

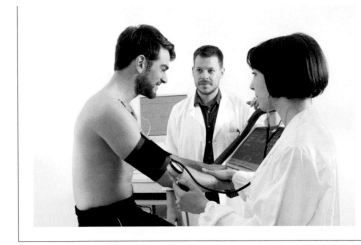

■ LA CIENCIA HABLA

Existen pruebas capaces de determinar si tu metabolismo es lento o rápido.

Calorimetría directa es aquella que calcula la cantidad de calor que desprende un cuerpo estando en fase de reposo. Como es lógico, una gran liberación de calor indica que el metabolismo es rápido, y es lento si emite poco calor.

Calorimetría indirecta es aquella que calcula el calor que produce el cuerpo a partir del consumo de oxígeno y de las emisiones de dióxido de carbono y de nitrógeno (estos gases se producen al quemar calorías).

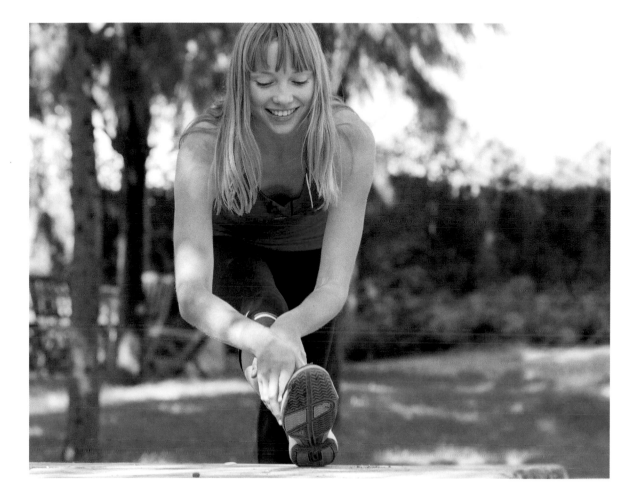

ROMPE CON LA TENDENCIA A PESAR SIEMPRE LO MISMO

El peso del cuerpo tiene una clara tendencia a mantenerse estable durante periodos de tiempo largos, incluso en las épocas en que no se controlan los hábitos dietéticos. Las dietas para adelgazar o engordar se muestran en principio poco eficaces cuando han de cruzar el punto denominado «set point». El metabolismo se resiste a abandonarlo y provoca las quejas de quien está adelgazando y de pronto comprueba que, comiendo muy poco, no solo no pierde peso, sino que incluso lo recupera. Al parecer, la función del «set point» es no perder reservas que el cuerpo considera imprescindibles. Parece estar regulado por neurotransmisores, lo que ha despertado el interés por encontrar una sustancia que actúe sobre ese control del gasto de energía.

El ejercicio es un gran acelerador del metabolismo. Su efecto, además, permanece durante un tiempo después de dejarlo si se ha practicado regularmente. Eso es siempre, claro está, que se trate de un ejercicio de intensidad moderada o alta y se practique más de 45 minutos.

Otro recurso para regular el metabolismo es dormir menos horas si es que el descanso ocupa muchas horas diarias. Pero cuidado, porque dormir poco, menos de lo necesario para la recuperación, se relaciona con un aumento de peso.

También es útil comer varias veces al día menús en los que siempre se encuentren alimentos proteicos (en cantidades moderadas). Por último, consumir pescado o sal yodada proporciona el yodo necesario para mantener en forma la tiroides, que también puede entorpecer la pérdida de peso si se desequilibra.

AJUSTA TU RELOJ NUTRICIONAL

Conseguir, por fin, lo que hasta ahora te parecía dificilísimo –perder peso– puede depender de una sola cosa: que no comas menos de lo que necesitas por la mañana, ni más de lo que te conviene por la noches. Parece demasiado sencillo, pero los estudios científicos confirman el hecho. Tienes que respetar los ritmos del cuerpo si quieres conseguir tu objetivo.

● Si te cuesta adelgazar, seguro que te habrás preguntado mil y una veces qué está fallando o si estás haciendo algo mal. Los factores, como has visto hasta ahora, pueden ser muchos, pero hay uno especialmente importante, ¡y muy fácil de solucionar!: cómo repartes las calorías a lo largo del día.

En las últimas décadas, los científicos que investigan las causas de la obesidad están dando una importancia extrema al reloj interno que todos tenemos. Ese «tic-tac» determina la cantidad de hormonas que vamos liberando, y algunas de ellas –como son la leptina y la grelina– están relacionadas directamente con la tendencia a engordar. Y lo más sorprendente de todo es que, al llevar un mal horario de comidas, ese reloj se desajusta y nos hace ganar más kilos y, lo que es peor, a una velocidad mayor.

PON ORDEN EN TUS COMIDAS

Te conviene llevar un horario lo más regular posible en tus comidas para no enloquecer a tu reloj interno.

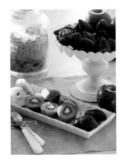

Regularidad al comer.
Sentarte a la mesa un día a las 2 y otro a las 4 no permite a tu organismo habituarse ni tampoco anticiparse (con todas las sustancias que segrega) para cubrir sus necesidades. Eso puede limitar tu pérdida de peso.

Siempre desayunado.
Te conviene tomar algo al levantarte y nunca salir de casa con el estómago vacío. Varios estudios indican que las personas que no desayunan, con los años, tienen más tendencia a padecer obesidad.

LA CRONOTERAPIA QUE TE ADELGAZA

El concepto de cronoterapia no es algo nuevo, al menos no en otros muchos aspectos de la salud. ¿Sabías, por ejemplo, que desde hace 30 años se aplica la quimioterapia y la radioterapia a determinadas horas porque son más efectivas para el paciente? En nuestro país todavía no está totalmente implantada esta práctica, pero vale la pena conocerla. Fíjate en este dato: esas terapias contra el cáncer son hasta un 35% más eficaces si se administran a horas concretas del día.

La razón es que la vulnerabilidad de las células tumorales, o la resistencia de las células sanas, también varía. Como lo hace nuestro estado de ánimo y también el hambre.

Comprender que no se necesita la misma energía por la mañana que por la noche es fácil. Y pese a ello, cada vez más personas «desoyen» esas necesidades. ¿La prueba más evidente? Muchos no desayunan o no lo hacen de manera correcta y, en cambio, consumen una cena exagerada, a sabiendas de

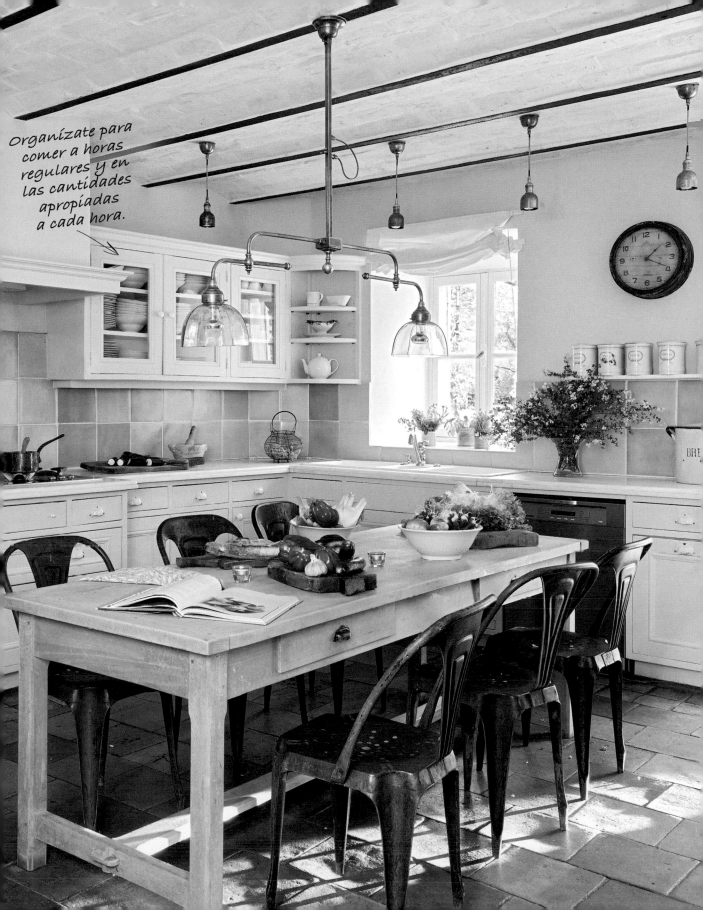

Organízate para comer a horas regulares y en las cantidades apropiadas a cada hora.

■ LA GRASA INFLUYE...

Las células del tejido adiposo producen hormonas que son capaces de alterar los ritmos diarios de apetito y otras funciones metabólicas.

Muchas personas tienen un gen alterado (los científicos lo llaman «polimorfismo del gen reloj») y eso hace que cuando comen demasiadas grasas engorden con mucha facilidad. Pero los investigadores aseguran que si no cometen excesos, esa «mala» genética no provoca un exceso de kilos. Eso demuestra que unos buenos hábitos alimentarios pueden mantener silenciada una genética que predispone a la obesidad. Puesto que no sabes qué genes te han tocado, ¡procura hacerlo bien!

En el tejido adiposo visceral que rodea los órganos de personas con obesidad mórbida los investigadores han hallado alteraciones de los genes reloj muy claras que no se encuentran en muestras de tejido tomadas de individuos delgados.

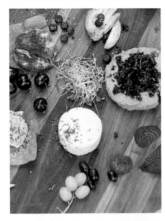

que ya no podrán gastar la energía que han recibido y que se acumulará en forma de grasa en barriga, caderas... Cuando estos malos hábitos alimentarios se mantienen mes tras mes y año tras año, la glándula pineal –que regula ese reloj interno– se desajusta. Para ponerla de nuevo en hora, puedes tomar una serie de medidas:

Fija tus horarios. Acostumbra a tu cuerpo a unas determinadas horas de comida y mantenlas así. Entonces solo te pedirá comida cuando sea de verdad necesaria. ¿Has visto qué sencillo es acabar con el exceso? Te invitamos a que, con constancia, hagas la prueba y te convenzas por ti mismo de que es totalmente cierto.

La memoria de tu hígado. Tal y como ocurre con la piel, el hígado tiene «memoria». Si tus horarios no son regulares (desayunas, comes y cenas tarde), este órgano será incapaz de metabolizar la grasa y convertirla en energía, y aparecerá la tendencia a engordar.

El efecto de las horas. Aunque nunca te hayas parado a pensarlo, tu reloj interno (y el de todos los seres vivos) está asociado al sol y a la luna: lo más natural es comer bien en horas diurnas y prepararte para dormir (es decir, cenar pronto y ligero) cuando anochece.

DURANTE EL DÍA, NUTRIENTES ENERGÉTICOS Y DENSOS

Aunque todavía nos parezca extraño desayunar a las 7 y comer a las 13 horas –tal como se hace en muchos países europeos–, lo cierto es que nos convendría ir acercándonos a ese hábito. Y es que tu organismo funcionará mucho mejor si le proporcionas buenos nutrientes antes de que sufra «un bajón». Ten en cuenta que, como dicen muchos expertos, los horarios de comidas actuales están «en desacuerdo» con los genes. Por eso, en muchos casos protestan en forma de kilos de más.

Durante las horas de sol, entre las 7 de la mañana y las 5 de la tarde, el sistema digestivo metaboliza mejor los nutrientes que dan energía:

Toleras mejor la glucosa. Precisamente por este dato, y porque no se elevan tan fácilmente los niveles de azúcar en sangre, es preferible tomar –sin abusar de ellos– los alimentos ricos en azúcares por la mañana y no por la tarde.

Primero los hidratos de carbono. Si deseas tomar pasta italiana o acompañar la carne o el pescado con un puré de patatas, hazlo durante la comida y no en la cena. Los estudios aseguran que los nutrientes energéticos (arroz, pasta, legumbres, patatas y pan) se metabolizan mejor durante el día. Entonces, todo el mecanismo de segregación y sensibilidad de insulina es más eficaz, por lo que esas calorías que le das se convertirán más rápidamente en energía.

POR LA NOCHE, ALIMENTOS MENOS CALÓRICOS

Al igual que hacemos con el desayuno o con la comida, a los españoles nos gusta retrasar la hora de la cena. Y eso también ocasiona cierto desequilibrio para nuestro reloj interno, programado ancestralmente para el descanso en cuanto se pone el sol.

Recuerda que por la noche no te conviene sobrepasar el 25% de las calorías totales del día: es decir, que en una dieta de 1.500 calorías, la cena debe ser de unas 375. Y las cubres tomando una ensalada, 120 gramos de pescado y una pie-

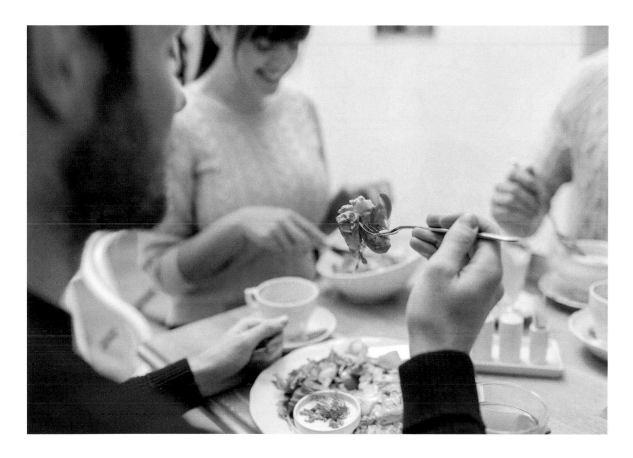

Hay que tener presentes los ritmos internos del cuerpo y adaptar nuestra vida a ellos, y no al revés. Tomar las comidas en los peores momentos pasa factura al cuerpo y a tu figura.

za de fruta, por ejemplo. Un último consejo: tan malo es cenar mucho como irte a la cama sin tomar nada. La otra reflexión que deberías hacerte es si vale la pena seguir cenando a partir de las 9 de la noche. Las razones son claras:

Al final del día, el organismo segrega menos sustancias digestivas y el estómago tarda más en vaciarse. Por eso, si comes demasiada cantidad de comida o platos muy fuertes con una alta proporción de grasas y

te vas a dormir poco después es fácil que tengas un sueño interrumpido, pesado, no descanses bien y por la mañana te sientas lento y sin energía. No tendrás fuerzas para hacer ejercicio y eso lo empeorará todo todavía más. Ese es el principal motivo por el que te conviene cenar pronto y lo más ligero posible –por ejemplo, un pescado al vapor acompañado de verduras– y que dejes pasar al menos una hora y media antes de acostarte.

Incluye triptófano en tus cenas. Los alimentos que lo contienen facilitan que tu cuerpo sintetice serotonina y melatonina. Y esas sustancias favorecen la relajación y la tranquilidad, algo muy necesario (y también sano) a última hora de la noche. Son especialmente ricos en triptófano los pescados azules, los huevos, las carnes magras, así como las legumbres, los cereales integrales, verduras como los berros y espinacas, y frutas como el plátano.

TU «FLORA», CLAVE PARA ADELGAZAR

El apetito y la sensación de saciedad, que los alimentos nos engorden o no, depende, en parte, del tipo de bacterias que alojamos en el intestino. Por eso, las últimas investigaciones se centran en dar con la dieta que modifique la microbiota (o flora) intestinal. Quedan muchas cosas por averiguar, pero los alimentos de origen vegetal la favorecen claramente.

● La medicina está descubriendo un mundo lleno de vida en nuestro sistema digestivo donde se pueden encontrar claves para prevenir y tratar problemas de salud, entre ellos el sobrepeso y la obesidad. Los últimos descubrimientos médicos expuestos muestran que este conjunto de bacterias, virus y levaduras, que antes se llamaba «flora» y ahora se denomina «microbiota» intestinal, constituye un nuevo órgano corporal que pesa entre 1,5 y 2 kg y que puede ser fundamental en la asimilación de nutrientes y el control del peso corporal.

Una microbiota sana está formada por una gran variedad de microorganismos. Cuando no hay suficiente diversidad de especies de bacterias y las «buenas» no son las dominantes, puede alterarse la metabolización de las grasas y de los hidratos de carbono, lo que lleva a un aumento de los niveles de glucosa e insulina en sangre. Así comienza un proceso que lleva a ganar peso y puede acabar en problemas de obesidad e incluso diabetes.

Muchas personas que se han pasado la vida haciendo dietas han intentado modificar –casi siempre sin éxito– su comportamiento y sus hábitos sin darse cuenta de que las «culpables» podían ser sus bacterias intestinales. Estas, a través de sustancias que actúan sobre el cerebro, podrían tomar el control para arrastrarnos a la nevera.

MEJORA TU MICROBIOTA
La dieta no puede cambiar radical y rápidamente las características de una microbiota adulta. Para ello serían necesarios tratamientos como el trasplante de flora, que actualmente se encuentra en fase de investigación de cara a tratar enfermedades intestinales.

Pero mantener una alimentación estable que favorezca las bacterias buenas puede modificar la composición de la microbiota de forma favorable para adelgazar.

■ ASÍ AYUDAN LAS BACTERIAS

Las bacterias «buenas» producen sustancias que activan la producción de glucosa en el intestino a partir de la fibra.

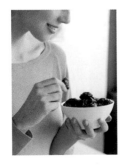

Menos apetito. Esta glucosa es detectada por las células nerviosas que envían una señal al cerebro, y este responde reduciendo la sensación de apetito y ordenando que se quemen calorías. Así aumenta la actividad del metabolismo.

Microbiota sana. Una persona con la microbiota sana puede extraer hasta 200 calorías más de los alimentos. La microbiota ayuda o dificulta coger peso por su relación con la absorción de grasas y los niveles de inflamación.

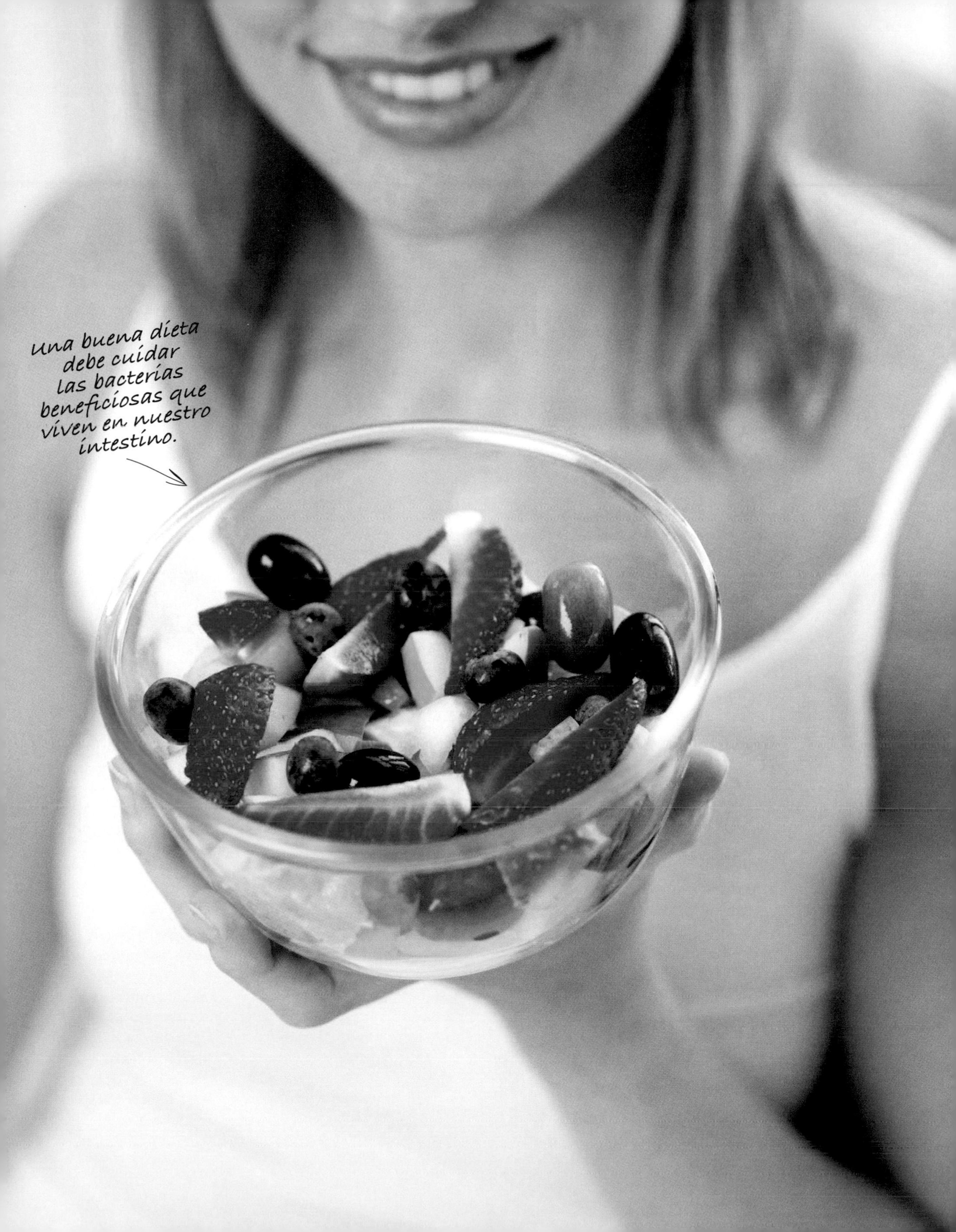

una buena dieta
debe cuidar
las bacterias
beneficiosas que
viven en nuestro
intestino.

Los alimentos que consumimos influyen directamente en la composición de nuestra microbiota intestinal. Los vegetales y los productos menos manipulados serán los mejores para ella.

Alimentos para las bacterias que ayudan. Si componemos los menús con los alimentos que nutren las bacterias adecuadas, podemos poco a poco sanar nuestra microbiota y probablemente no sentiremos tanta hambre.

Con este enfoque, a la hora de diseñar una dieta, importaría más una buena selección de ingredientes que limitar las calorías. Es decir, hay que potenciar los alimentos que aporten fibra soluble e insoluble, almidón resistente y probióticos. Vamos a analizar estos «ingredientes» en detalle.

Fibra soluble prebiótica. Es el gran alimento de la microbiota, sobre todo un tipo de fibra denominado inulina, un fructooligosacárido (FOS) que favorece el crecimiento de las bifidobacterias y lactobacilos más beneficiosos. Para consumir más inulina, toma diariamente de 3 a 5 raciones de los siguientes alimentos: endibias, alcachofa, cebolla, ajo, puerro, espárrago y ciruelas pasas. El objetivo es alcanzar un consumo de 5-15 g de inulina diarios.

Otros alimentos ricos en fibra. Son las alubias blancas, habas, higos secos, guisantes, garbanzos, almendras, lentejas, pistachos, avellanas, maíz, espinacas, acelgas, aceitunas, brócoli y otras coles, judías verdes, peras, kiwis, coliflor, manzanas y naranjas.

Suplementos. Se puede reforzar el aporte con suplementos de fructooligosacáridos (FOS) o galactooligosacáridos (GOS). La Asociación Científica Internacional para los Probióticos y los Prebióticos recomienda de 5 a 8 g diarios. Antes de tomarlos, consulta con el especialista.

Fibra insoluble. Se encuentra principalmente en el pan o la pasta integrales. Además, estos cereales conservan minerales, vitaminas, proteínas y ácidos grasos que no se encuentran en los productos refinados. Tiene un efecto beneficioso sobre la mucosa intestinal donde vive la microbiota.

Almidón resistente. En realidad no es fibra, sino un tipo de hidrato de carbono que también sirve de alimento para determinadas poblaciones de bacterias beneficiosas. Lo aportan, entre otros, las patatas, los boniatos y el arroz fríos, las legumbres, la avena y los plátanos.

Otros prebióticos necesarios. Además de la fibra, hay otros compuestos que también son prebióticos. Son los polifenoles, de los que se suele destacar su poder antioxidante, pero que también tienen un

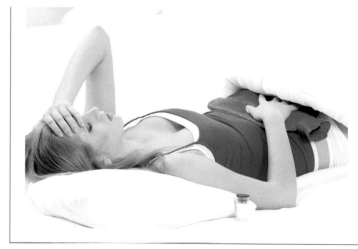

■ ¿LA TUYA ESTÁ SANA?

La flora intestinal puede estar en mejor o peor estado. Averigua cómo está la tuya.

Las molestias digestivas que a veces sentimos pueden indicar problemas con la microbiota. Los síntomas varían en cada persona, pero los más frecuentes son gases, hinchazón, náuseas, heces muy malolientes y oscuras, estreñimiento o diarreas. También lo indicaría tener divertículos (pliegues intestinales), pólipos o el colon irritable. Y puede relacionarse con cansancio, picores, nerviosismo, dolores musculares, intolerancias y alergias.

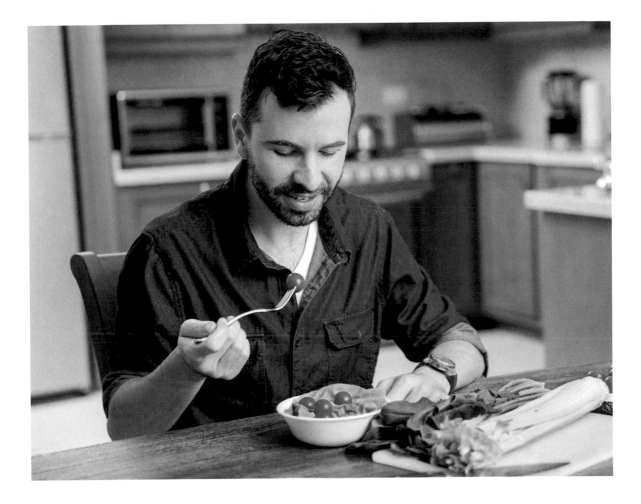

efecto sobre la microbiota: favorecen el aumento de la diversidad de especies bacterianas, especialmente de las poblaciones beneficiosas como Bifidobacterium, Enterococcus, Prevotella y Bacteroides. Estos polifenoles se encuentran en alimentos como el vino tinto (no hay que beber más de 250 ml al día), el cacao puro, el té verde o las pasas.

Alimentos vegetales. Te habrás dado cuenta de que tanto los polifenoles, como los dos tipos de fibra, se encuentran solo en los alimentos vegetales. Las personas con dietas ricas en legumbres y hortalizas poseen una flora dominada por la familia «buena» de los Bacteroidetes, que influye positivamente sobre el peso, según los estudios realizados.

Probióticos. Por el momento existen pocos estudios científicos que demuestren la eficacia de tomar microorganismos vivos a través de alimentos o suplementos, pero solo es cuestión de tiempo que salgan nuevos trabajos que demuestren su efecto sobre la salud. Pero ya puedes tomar alimentos con bacterias buenas como yogures, lácteos con bifidus, kéfir y verduras fermentadas no en vinagre, sino con sal.

PERJUDICAN TU FLORA

En cambio, las personas en cuya dieta predomina otro tipo de alimentos presentan mayor proporción de bacterias de la familia Firmicutes y ganan peso con más facilidad. Estos son los «culpables»: **El exceso de proteínas animales,** sobre todo aquellas procedentes de carnes rojas y curadas (embutidos). **Las grasas parcialmente hidrogenadas,** presentes en precocinados, bollería, salsas y helados. **Demasiados azúcares** o edulcorantes también favorecen la proliferación de bacterias «malas».

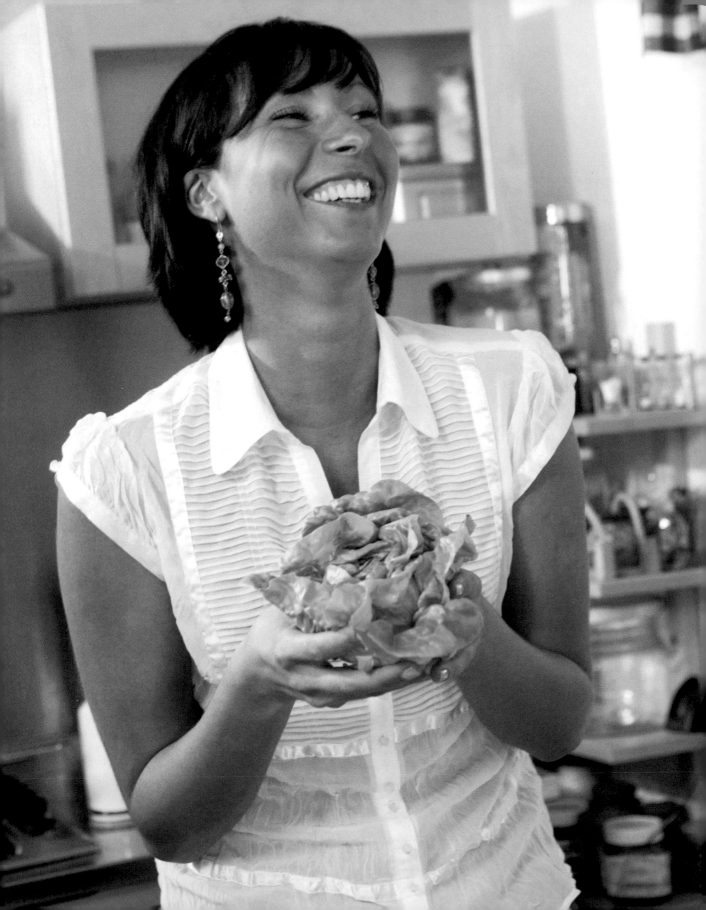

2. LA DIETA QUE TE ADELGAZA DE VERDAD

CÓMO PERDER PESO SIN SUFRIR

Los objetivos de la dieta que proponemos son que adelgaces sin prescindir de alimentos nutritivos ni de pequeños caprichos. Se trata de evitar las calorías vacías del picoteo, y acostumbrarte a pensar de otra manera con respecto a la comida. No solo perderás el peso que te sobra, sino que realizarás un profundo y ordenado cambio de hábitos.

● Es posible que, al oír la palabra dieta, ya te empieces a poner nervioso. La asocias a carencia, sacrificio y hambre, pero no siempre tiene que ser así. En este libro hemos preparado unos menús para un mes que no abandonan de golpe «los caprichos» y que van adentrándote de forma relajada en la alimentación más sana y más equilibrada. Es una propuesta ideal que serás capaz de mantener para siempre.

En determinadas épocas (antes del verano, después de las vacaciones...) muchas personas se lanzan a realizar un régimen estricto para recuperar la línea en poco tiempo. Tu plan debe ser otro. Ten presentes estas dos ideas que deben acompañarte durante todo el proceso:

Ocúpate sin preocuparte. Es decir, ponte manos a la obra, pero sin estrés. Por eso te damos todo lo que necesitas en nuestras propuestas.

Equilibra tus menús. Comprobarás que en los menús que hemos preparado hay postres dulces, porque eliminarlos de golpe sería abocarte al fracaso. Sin embargo, poco a poco irás reduciendo aquellos alimentos que te has permitido a sabiendas de que son extremadamente calóricos. Pero resérvate un día a la semana para darte el capricho y tomar una cantidad moderada de aquello que tanto te gusta.

COME DE TODO... PERO BIEN

Obtener menos calorías es obviamente un requisito básico para controlar tu peso. ¿Cómo conseguirlo?

Disfruta en la mesa. Para que esta fórmula funcione debes convertir una premisa en el lema de tu dieta: olvídate de los platos repetitivos, demasiado sencillos y aburridos. Come menos, pero sin que eso represente un esfuerzo. Lo logras preparando recetas que reducen las calorías y son nutricionalmente completas, pero que resultan sabrosas y apetitosas. Con ellas no prescindes de ningún nutriente y no sientes sensación de «sacrificio».

■ CLAVE 1: COME MEJOR Y «A SU HORA»

Intenta respetar al máximo las horas de las comidas. De esa manera, el hambre también se regulará y todo será más fácil.

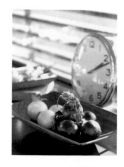

Cambio de hábitos: una dieta correcta está pensada para que tu plan de alimentación sea equilibrado en nutrientes, pero también para que adquieras unos hábitos a largo plazo.

Respeta las ingestas: vamos a demostrar cómo tomar determinados alimentos entre comidas principales te ayuda a adelgazar, y por qué no debes saltártelas.

No olvides beber: puedes mitigar el hambre entre horas con infusiones sin azucarar.

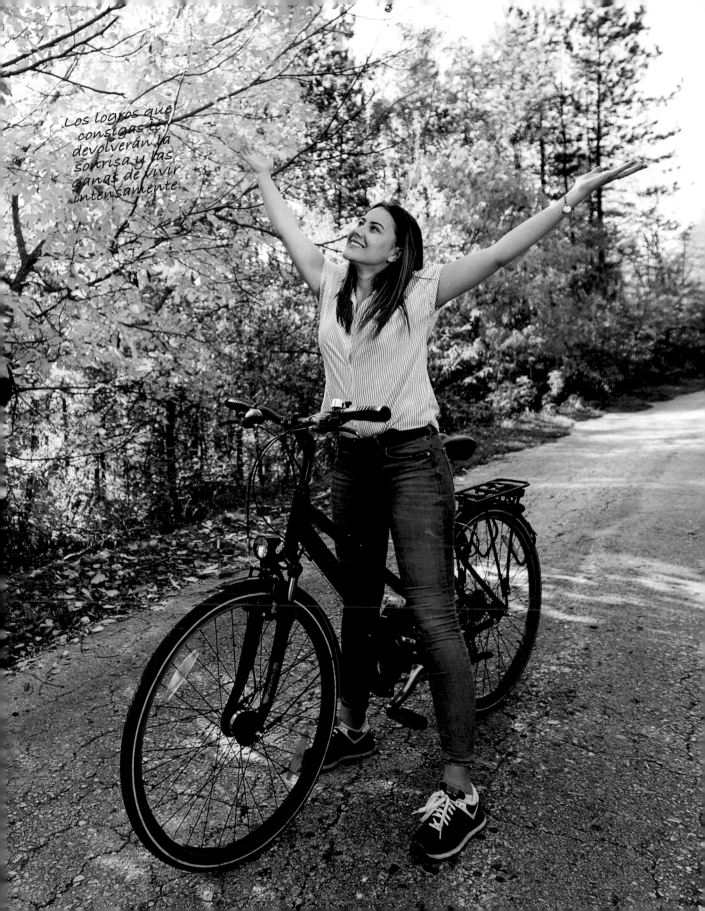

Los logros que consigas te devolverán la sonrisa y las ganas de vivir intensamente.

■ CLAVE 2: MÁS VERDE

Las propiedades y versatilidad de verduras y hortalizas son fundamentales a la hora de preparar los platos de tus menús diarios.

El verde: es el color que te viene a la mente al pensar en ellas. Es la base más clásica para cualquier ensalada. Y, por supuesto, no debes limitarte solo al verde, tienes más posibilidades.

Pasta y arroz: son una buena opción combinados con palitos de cangrejo, maíz, verduras, incluso tiras de carne o pollo para elaborar un «plato único».

Legumbres: un plato frío de garbanzos o lentejas combinará con todo tipo de verduras, pescado e incluso lo hará con los ricos frutos secos.

Patatas: son perfectas para una comida completa, porque se prestan a una gran variedad de preparaciones sanas: con atún, pimiento, tomate, asadas, en puré o incluso con carnes en fiambre. ¿Has probado a hervir patatas nuevas con piel? No te las pierdas, te encantarán.

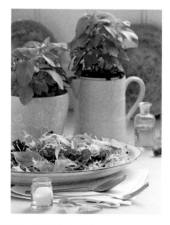

Toma la ración ideal. No se trata de «comer menos de todo», sino de ingerir las calorías justas y que vayan acompañadas de nutrientes. Con los menús que proponemos conseguirás este objetivo, pero lo mejor es que lo harás sin darte cuenta, con platos que cumplen a la perfección esas características y que te sientan muy bien.

Siéntete saciado. La dieta sana que adelgaza es rica en fibra, que hace que te sientas saciado, pero cuando se acaba el plan nutricional, los alimentos que la aportan son los primeros en ser abandonados. Por eso recomendamos que vayas aumentando cada semana la cantidad de alimentos integrales, legumbres y hortalizas que consumes. En las siguientes páginas proponemos alimentos saciantes y «antipicoteo» que te irán muy bien.

ENRIQUECE LAS SOPAS

Es una buena idea empezar la comida con una sopa o una crema. Son estupendas aliadas de tu dieta porque tienen una base líquida y, por lo tanto, ocupan más espacio en tu estómago y lo llenan desde el principio de la comida. Verás que, en los menús mensuales, proponemos que en muchas ocasiones el primer plato de la comida o la cena sea una crema o una sopa, que puedes cocinar frías o calientes, según te apetezca justo en el momento de sentarte a la mesa.

Ya sabes la importancia de beber líquidos para facilitar la función depurativa de toxinas de tu organismo. Y estas recetas son un complemento perfecto al resto de bebidas que ingieras a lo largo del día. A pesar de que «son agua» y el cómputo de calorías es mínimo, recibes los nutrientes de los alimentos que

añadas. Échale imaginación y elabora tus propias versiones.

Virutas de jamón. Una idea para completar la sopa y sumarle nutrientes es cortar unas tiras de jamón serrano y, para conseguir el punto crujiente, introducirlas unos segundos en el horno; luego, «corona» con ellas tus sopas y purés.

Huevo cocido. Resulta un aderezo perfecto para el consomé de ave. Hierve un huevo y pica la yema por un lado y la clara por el otro. Espolvorea un poco de cada cosa al servir.

Granos de maíz. El maíz hervido dará un toque dulce que animará tus recetas. Te gustará una cucharadita de maíz en conserva escurrido encima de una crema o una sopa.

Champiñones laminados. Son saciantes –gracias a un tipo de fibra diferente a la de las hortalizas– y aportan muy pocas calorías. Puedes esparcirlos en una crema de verduras y ganarás en sabor y en propiedades saludables.

ENSALADAS CON UN «PLUS»

Las ensaladas son preparaciones que te ofrecen colores, texturas y frescor. Si dedicaras unos minutos a hacer una relación de todas las variedades de ensaladas que existen, necesitarías más tiempo del que a priori crees. La lista es interminable. ¿La base? Lechuga, endibias, escarola o col, pero puedes sumar cientos de ingredientes muy poco calóricos, pero muy atractivos.

Sabores y texturas diferentes. Rúcula, canónigos, iceberg, hoja de roble, escarola, achicoria, endibias... Tienes muchas opciones, elige las propias de cada temporada, por separado o mezcladas entre ellas, y con toda clase de acompañamientos, y así probarás nuevos sabores todo el año. Es uno de los

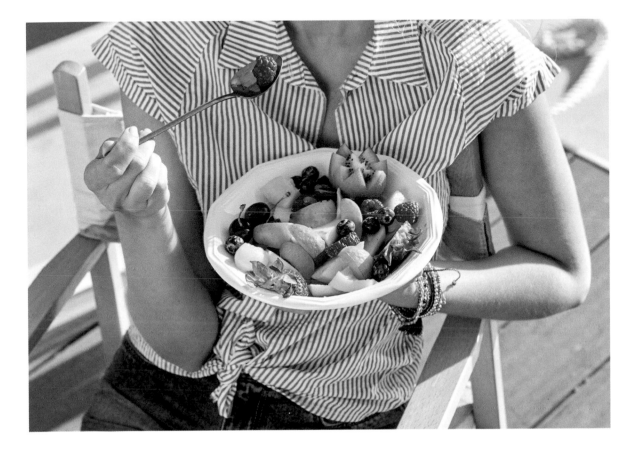

Las frutas son un excelente postre, tentempié o merienda.
¡No deben faltar nunca en tu cocina! No solo te alegran la vista,
sino que te aportan dosis de agua, vitaminas, minerales y fibra.

platos más divertidos de planear porque, como si de un puzle se tratara, te permite ir encajando diferentes piezas. El resultado, a no ser que añadas un exceso de semillas o de frutas, será un plato ligero.

Calorías negativas. Son las que poseen las hojas verdes, ya que se gasta más energía en metabolizarlas que la que aportan: la lechuga contiene 13 kcal por 100 g mientras que el cuerpo gasta unas 40 al digerirla y asimilar sus nutrientes.

Semillas. De lino, amapola o sésamo, por ejemplo, son un buen aderezo de una ensalada verde. Espolvorea un puñado antes de empezar a comer. Realzarás el sabor de tus ensaladas a cambio de pocas calorías añadidas.

Queso. Es un complemento perfecto para todo tipo de ensaladas, tanto frías como calientes. Mozzarela, queso fresco, parmesano... Una pequeña cantidad para darle el toque final sabroso a tus platos no te

pesará en absoluto y hará de la ensalada una opción mucho más apetitosa, más atractiva y más completa.

SEGUNDOS SABROSOS Y LIGEROS
Hay quienes piensan que deben prescindir del segundo plato para no engordar. En realidad, lo que conviene es elegir bien los alimentos, cocinarlos de una forma sana (los guisos y los fritos suelen ser altamente calóricos) y moderar la cantidad que servimos.

Existe el mito de que saltándose comidas se adelgaza más, pero es una creencia errónea. No prescindas del desayuno porque te aporta la energía que «quemas» más fácilmente.

Sin abusar de la carne. Según los estudios nacionales de nutrición, desde 1964 nuestro país ha aumentado el consumo de carne de forma mucho más llamativa que cualquier otro grupo de alimentos. El resultado es que, en muchos casos, se toma un exceso de proteínas poco adecuado.

El pescado, casi a diario. Es rico en proteínas, además de en vitaminas y minerales. Introduce alguna variedad de pescado graso (conocido popularmente como pescado azul) al menos dos veces por semana. Cocínalo en papillote o al horno.

Elige bien el acompañamiento. La verdura es siempre una buena opción (te aporta nutrientes esenciales por pocas calorías), pero también es buena idea incluir cereales (trigo, centeno, sémola, avena, cebada, mijo, arroz...) integrales, que aportan fibra, o una patata al horno o hervida. Te sentirás más saciado y con menos necesidad de picar entre horas.

TE CONVIENE TOMAR POSTRE

En relación a los caprichos sanos, terminar la comida o la cena con algo dulce tiene una doble función:

Anula la ansiedad. Si al rato de haber cenado sientes ansias por comer algo dulce, porque te privas de ello durante el día, te «lanzarás» a por la opción menos saludable. En cambio, si lo incorporas al menú de forma natural, podrás compensar los platos anteriores con opciones más ligeras y mantendrás a raya el cómputo de las calorías totales.

Así te «recompensas». Estás siguiendo una dieta y consiguiendo perder esos kilos que te sobran, por ello te mereces un premio. «A nadie le amarga un dulce», así que no te prives. En los menús que proponemos se incluyen postres muy variados. No cometas el error de pensar que si no comes postres te estás «ahorrando» unas calorías. En el equilibrio está el secreto, y es obvio que no puedes comerte un trozo de pastel todos los días, pero no son ningún problema una mousse de limón o una onza de chocolate con el yogur. O comerte la ración de fruta en forma de batidos, sorbetes o gelatinas.

NO SUFRAS ENTRE HORAS

Supervisar bien las comidas y las cenas suele ser uno de los objetivos principales que te marcas al empezar una dieta. Se acostumbra a dar mucha importancia al tipo de alimentos y a la cantidad que componen las llamadas comidas «fuertes»,

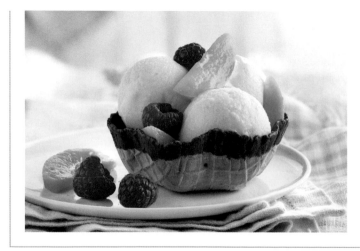

CLAVE 3: SIN RENUNCIAS

Dejar de comer algo que te gusta dificulta mucho tus objetivos, así que no lo hagas.

Sin prohibiciones: una dieta que prohíbe está destinada a que te la saltes, por mucha fuerza de voluntad que le intentes poner.

Si te apetece un dulce: te lo puedes permitir, no te preocupes, ya que ofrecemos unos menús bien equilibrados donde «todo cabe». No prescindas de lo que más te gusta y conseguirás lo que te propongas.

Atrévete: prueba cosas nuevas que no hayas tomado antes. Tal vez sean mejor opción que tus tentaciones habituales.

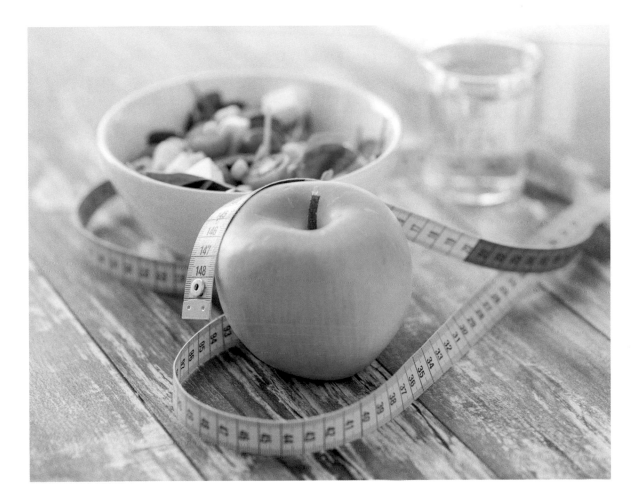

ya que estas concentran el grueso de las calorías que ingerimos cada día. Pero muchas dietas fallan precisamente por la relevancia que se da a estas comidas en detrimento del resto, que son igual de importantes. Aquello de las 5 comidas al día tiene una razón de ser.

Desayunar te adelgaza. Un estudio de la Universidad Complutense de Madrid reveló que casi la mitad de los españoles realiza un desayuno incorrecto en nutrientes, variedad de alimentos o cantidad. Y es que todavía son muchas las personas que creen que si se «ahorran» esta comida también lo hacen en calorías, cuando en realidad ocurre todo lo contrario, porque las calorías del desayuno se convierten más fácilmente en energía que la obtenidas de otras ingestas.

Aprovecha la actividad. Tu cuerpo está más activo a primera hora del día, por eso es más difícil que las calorías que se consumen entonces se acumulen en forma de grasa. Por lo tanto, no salgas de casa sin haberte obsequiado con un relajante, rico y completo desayuno.

La solución «antipicoteo». Comer de forma equilibrada por la mañana hará que a lo largo del día no sientas ganas de picar. Además, el desayuno se hace en dos fases: una nada más levantarte y la otra a media mañana, para no pasar hambre. Lo ideal es que incluya todos los grupos nutricionales (proteínas, fruta, cereales y grasas buenas), que puedes repartir en dos tomas.

Y la merienda. A media tarde, cuando aparecen las ganas de comer algo calórico, la solución para no caer en tentaciones poco saludables pasa por hacer una «minicomida» equilibrada y sana que te deje bien saciado hasta la hora de cenar.

CONDIMENTOS QUEMAGRASAS

No se puede decir que tomando un determinado alimento adelgazarás sin más. Sin embargo, los alimentos considerados «quemagrasas» son aquellos que contienen un componente (o una mezcla de ellos) de efecto termogénico, es decir, que favorece la aceleración del metabolismo: hacen que el organismo queme grasa y de forma más rápida y eficiente.

● No son milagrosos, pero si los incluyes varias veces por semana y no te olvides de hacer ejercicio, te ayudarán mucho a eliminar esa grasa que te sobra y que boicotea tu silueta, tu autoestima y que incluso puede poner en peligro tu salud.

UN TOQUE DE MOSTAZA
La pasta amarillenta que nos viene a la cabeza cuando pensamos en la mostaza se consigue mezclando un preparado de las semillas de este condimento con vinagre y otros ingredientes (agua, sal, azúcar, almidón y diversas especias). Esas semillas, que además son de bajo contenido calórico, tienen un efecto vasodilatador y aceleran la combustión de las grasas. Elígela en grano, en polvo, en aceite o ya preparada. Si la elaboras en casa, recuerda que va perdiendo propiedades con el paso del tiempo.

PODEROSO JENGIBRE
El jengibre abre el apetito, mejora la digestión y combate los gases. Además, es vasodilatador, por lo que favorece la circulación sanguínea. Por otro lado, según un estudio realizado en China, puede aumentar el metabolismo (y la quema de calorías) hasta un 20%. Con él se puede elaborar desde pan de especias a bebidas. Lo mejor es disponer del rizoma fresco e ir rallándolo (para añadirlo a purés, sopas, guisos...). Consérvalo entero en la parte baja de la nevera. Ten en cuenta que en dosis altas produce gastritis. Debes evitar consumirlo si sufres úlcera.

LA CAYENA ACELERA
Tanto la pimienta de cayena como el chile pueden restar peso porque aceleran el metabolismo. Este efecto se debe a la capsaicina, sustancia responsable de la sensación de ardor que provocan al comerlos. La pimienta estimula las secreciones gástricas por lo que, en pequeña cantidad, favorece la digestión. En dosis altas puede producir irritación y algún trastorno digestivo.

■ CANELA PARA EL METABOLISMO

Tomarla ayuda a «calentar» el cuerpo y contribuye a mejorar la digestión, a la vez que estimula el metabolismo.

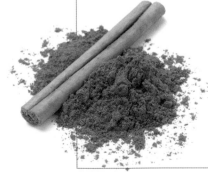

Efecto probado. A través de un estudio realizado por la Universidad de Maryland (EE.UU.) se observó que consumir 1/4 de cucharada de canela al día, mezclada con la comida, acelera hasta 20 veces el metabolismo. Esto, además de suponer un mayor gasto de calorías, aumenta también la temperatura corporal y hace sudar. Por eso es ideal tomar una tisana de canela en épocas de frío o aromatizar con ella las frutas, los yogures o el café.

INGREDIENTES MUY DIURÉTICOS

Lo que llamamos popularmente «retención» puede tener orígenes diversos, pero todos ellos con un resultado similar: el malestar general que provoca esa sensación de hinchazón y aumento de volumen generalizado en el organismo. Una de las maneras de acabar con este problema es provocando un aumento de la diuresis. Para ello existen alimentos ideales.

● No es necesario recurrir a medicamentos, a no ser que los prescriba el médico en determinados casos. Hay un abanico muy grande de alimentos que te liberarán de esa desagradable sensación de manera sencilla y totalmente natural.

EFICAZ ARÁNDANO ROJO

Es de las frutas más ricas en vitamina C y, además, tienen un gran poder diurético debido a los ácidos ascórbico y cafeico que contiene. Por ello, siempre forma parte de los planes de adelgazamiento y se recomienda para prevenir la retención de líquidos.

EL PEPINO, SIEMPRE CON PIEL

Esta hortaliza, imprescindible en las ensaladas de verano, es también una de las más diuréticas porque contiene mucho potasio y agua, y poco sodio. Si la comes con piel, rica en silicio, cuidas todos los tejidos corporales y te aseguras una buena ración de fibra.

LA EXÓTICA PAPAYA

Si la tomas madura habitualmente, evitarás los edemas (o, lo que es lo mismo, la acumulación de líquidos). Combinada con yogur, tus digestiones se harán más ligeras. También es una fruta rica en vitamina C (más que la naranja).

EL IMPRESCINDIBLE APIO

Posee un aceite esencial que produce un efecto vasodilatador del riñón, que ayuda a evitar la retención de líquidos. El corazón del apio resulta perfecto en ensalada o tomado tal cual, a modo de tentempié, mientras que las hojas y los tallos son mejores para caldos, sopas y purés.

SABROSA PIÑA

Cada 100 gramos de piña proporcionan solo 55 calorías. Contiene vitamina C y B, ácido cítrico y málico. También destaca el contenido de la piña fresca en bromelina, enzima que facilita la digestión.

■ ALCACHOFA ANTIRRETENCIÓN

Esta hortaliza es muy valorada por su acción depurativa, desintoxicante y también ligeramente laxante.

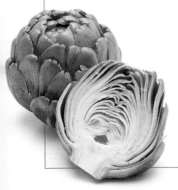

Pocas calorías. Otra de sus ventajas es su escaso contenido en calorías, que la ha convertido en una gran aliada de las dietas.

Amargo sano. Su sabor amargo es debido a la cinarina, una sustancia que aumenta la excreción biliar del colesterol y que reduce la concentración de triglicéridos en la sangre.

Regulador renal. Su alto contenido en agua la convierte también en un excelente diurético que favorece el funcionamiento del riñón.

LOS ALIMENTOS QUE MÁS SACIAN

Saber qué ingredientes te ayudan a controlar el hambre es básico si deseas adelgazar. Los ricos en fibra y agua, en carbohidratos complejos y en proteínas te ayudan a sentir el estómago lleno y engordan menos porque son pobres en azúcares de rápida absorción y bajos en grasa. Descubre las mejores opciones para adelgazar sin pasar nada de hambre.

● Los ingredientes que «empujan» las paredes del estómago son los que proporcionan más sensación de saciedad. Es lo que hace la fibra cuando representa una parte importante del volumen a los alimentos, como ocurre en las hortalizas y las frutas. Estos alimentos son los mejores para llenar el estómago (sobre todo si se mezclan con líquidos). Además, la fibra no aporta calorías, porque el organismo no la asimila. El agua (y todos los alimentos que la contienen) aporta también volumen y no es calórica.

PARA NO PASAR HAMBRE
Calabacín. Contiene mucha agua, por eso te resulta saciante aunque aporte pocas calorías (19 kcal por 100 g). Por si fuera poco, es de fácil digestión y diurético –siempre que no se consuma frito–, porque en este caso absorbe mucho aceite.

Espárragos. Son ricos en potasio, pobres en sodio y contienen asparragina, características que los convierten en una de la verduras más diuréticas. Puedes tomarlos en ensalada o, si tienes mucha hambre, gratinados con una bechamel casera muy suave que te saciará.
Carne de ave. Te llena y apenas aporta grasa. Por su composición proteica, las carnes pasan más tiempo en el estómago que otros alimentos. Además, las blancas de pollo y pavo tienen menos grasa saturada que las rojas, y la poca que contienen está bajo la piel (basta con retirarla para disfrutar de una carne magra). Evita los embutidos, aunque sean de carne blanca, porque suelen incorporar grasa.
Plátano. Mantiene la ansiedad bajo control. Es perfecto para llenar el estómago y calmar los nervios (que también pueden abrirte el apetito). Y todo gracias a su aporte en fibra y triptófano, un aminoácido relajante. También es diurético, y todo ello con solo unas 100 kcal por cada 100 g. Cuanto más verde esté el plátano, mayor es su efecto saciante.

■ EL CHAMPIÑÓN TE LLENA EL DOBLE

Según la Universidad de Johns Hopkins (EE.UU.) su efecto saciante se puede prolongar hasta tres días tras su ingesta.

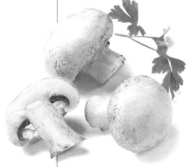

Mucha fibra. Contiene una gran cantidad de fibra en forma de quitina. Además, aporta pocas calorías (15 kcal por cada 100 g).
La ración ideal. Puedes comer los que te apetezcan porque no engordan y evitan que tomes alimentos que sí pueden ser negativos para el control del peso.
Añade ajo. Si preparas una comida muy aromática, tomarás menos cantidad. Esto ocurre porque el olor ayuda a mitigar un apetito demasiado voraz.

BUENAS OPCIONES ANTIPICOTEO

Si a veces te resulta imposible resistirte a picar entre horas, siempre puedes optar por productos que «alegren» tu estómago en ese momento sin disparar tu cuenta de calorías. Tienes a tu alcance multitud de ingredientes sabrosos y sugerentes que pueden engañar a tus sentidos sin poner en riesgo tu dieta. Procura tenerlos siempre en tu despensa.

● Cuanto más te resistas al picoteo, más probabilidades hay de que sufras un gran momento de debilidad. Por eso es mejor que si algo te apetece mucho, no te resistas, sino que lo tomes en pequeñas cantidades... o un día acabarás comiendo demasiado de golpe.

Por otro lado, en cuanto te pones a pelear contra la báscula, inconscientemente cuelgas el cartel de «prohibido» a productos que, en realidad, aportan menos grasas y/o calorías de las que piensas. O que solo engordan tomados de determinada manera o cuando se abusa con frecuencia de ellos.

VARIAS ALTERNATIVAS

Muchas personas sienten una especial debilidad por el picoteo a la hora del aperitivo. Es importante no caer en ese momento en la tentación de comer unas patatas fritas, que resultan altamente calóricas. Si no puedes resistirte, decántate por una lata de berberechos (gran fuente de hierro), que además mejoran el rendimiento de la tiroides, involucrada en el metabolismo. Si los aliñas con tabasco o pimentón te ayudarán a quemar más calorías. Otra opción es optar por un puñadito de aceitunas sin hueso, que te aportan grasas buenas. Rellenas de pimiento o tomadas con pepinillos en vinagre «llenan» todavía más.

En vez de snacks. Cuando te apetezca «picar» algo frente al televisor, en lugar de recurrir a snacks salados y calóricos, puedes optar por tomar 20 pipas sin tostar y sin sal. Son fuente de grasas saludables, antioxidantes, zinc, hierro, vitaminas B y E y solo te aportan unas 20 calorías más que una manzana. Puedes añadirlas a un yogur light.

Bastoncitos de verduras. Corta unos palitos de zanahoria, por ejemplo, y «mójalos» en un poco de hummus (puré de garbanzos con sésamo). No encontrarás otro picoteo más rico ni más sano, y enseguida te sentirás lleno.

■ SI TE APETECE DULCE, CIRUELAS

Resultan saciantes, y por eso son ideales para satisfacer la apetencia por el dulce a costa de muy pocas calorías.

Así ayudan. A las 45 kcal que tienen cada 100 g de esta fruta originaria del Cáucaso, Turquía y Persia, se añade una importante dosis de agua y de fibra (2,1 g por cada 100 g).

La ración ideal. Toma 4 piezas. Esta cantidad te aporta apenas 150 kilocalorías y nada de grasa extra.

Deshidratadas. Te aportan mucha fibra, que aumenta la sensación de saciedad. Aunque en este caso conviene que no te excedas, pues resultan más calóricas.

PIERDE PESO POCO A POCO Y NO LO RECUPERES

Con este plan dietético para un mes entero no solo vas a perder los kilos que te sobran, sino que aprenderás a alimentarte de manera sana y equilibrada. Además, no pasarás hambre, ya que incluye 5 ingestas diarias.

DÍA 1

Desayuno. Infusión de poleo-menta • Tazón con copos de avena, frambuesas y bebida de soja no azucarada.

Media mañana. Batido casero de melocotón con yogur desnatado natural.

Comida. Ensalada de espinacas frescas, tomates cherry y anchoas con vinagreta de mostaza (elabórala mezclando mostaza, vinagre, pimienta negra molida, sal y zumo de limón) • Filete de ternera con pimientos • 1 pera.

Merienda. Tostada integral con puré de berenjena (hornea la berenjena, déjala enfriar, pica su carne hasta formar una crema y agrega cilantro, ajo picado, sal y pimienta, tahini –puré de sésamo–, zumo de limón y aceite de oliva).

Cena. Crema de melón con virutas de jamón • Carpaccio de bacalao • 1 rodaja de piña natural.

DÍA 2

Desayuno. Infusión de té verde • Pan integral con un chorrito de aceite de oliva virgen extra y queso fresco.

Media mañana. Zumo de pera, melón y 2 colines medianos de pan integral.

Comida. Ensalada de tomate y patata con atún • Pollo asado con cebolla y hierbas provenzales (asa el pollo con cebolla y una mezcla de tomillo, orégano, romero, albahaca hinojo y laurel a fuego muy lento) • Macedonia de pera y kiwi con zumo de naranja natural recién exprimido.

Merienda. Bebida de soja con cacao y 2 galletas de avena.

Cena. Ensalada de lechuga con queso fresco, manzana y nueces picadas, aliñada con una vinagreta de frutos rojos • Tortilla de un huevo con champiñones y ajos tiernos. • 1 yogur desnatado natural endulzado con estevia.

DÍA 3

Desayuno. Té rojo • Minibocadillo integral con aceite de oliva virgen extra, tomate y jamón ibérico.

Media mañana. Zumo de sandía y melón con 2 colines.

Comida. Salmorejo • 1 huevo duro relleno de atún ligado con un poco de mayonesa ligera • Macedonia de frutas.

Merienda. Batido de plátano con yogur natural desnatado edulcorado con estevia.

Cena. Crema fría de calabacín y puerro (elaborada con caldo vegetal y queso desnatado y un toque de jengibre) • Filetes de merluza en papillote con tomillo y zumo de limón • Mousse de queso fresco desnatado (bate 2 claras de huevo a punto de nieve y añade un poco de edulcorante líquido y 250 gramos de queso fresco) con 1 cucharada de mermelada de frutos rojos baja en azúcares.

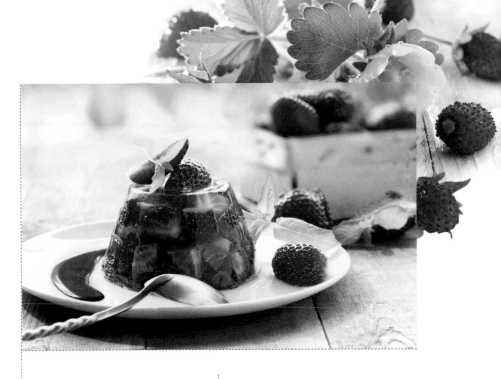

NO TE SALTES NINGUNA DE LAS COMIDAS, ASÍ MANTENDRÁS A RAYA EL APETITO Y LA ANSIEDAD.

DÍA 4

Desayuno. Poleo-menta • Tosta integral con requesón y mermelada de arándanos (baja en azúcar o sin azúcar).

Media mañana. Macedonia natural de frutas de temporada con zumo de naranja natural recién exprimido.

Comida. Ensalada con alcachofas (consulta la receta en la página 76) • Conejo en escabeche (la manera más simple de prepararlo consiste en marinar la carne con una mezcla de aceite, vinagre y vino, a la que se añaden plantas aromáticas como perejil, tomillo, hinojo o laurel) • 1 gelatina vegetal de frutas sin azúcar.

Merienda. Bebida de soja con cacao y 2 galletas de avena.

Cena. Ensalada verde con manzana, pipas de calabaza y salsa de yogur • Lomo a la plancha con cayena y un tomate al horno • Batido de leche desnatada con estevia.

DÍA 5

Desayuno. Infusión de té verde • Tazón de copos de avena con arándanos y bebida de soja.

Media mañana. Cuajada con un puñado de nueces peladas y unas cuantas pasas.

Comida. Licuado de zanahoria • Ensalada de crudités con lentejas y unos tacos de salmón marinado (puedes marinarlo tú mismo cubriendo un lomo de salmón con sal gorda, azúcar y eneldo y poniendo un peso encima durante 36-48 horas) • 1 yogur desnatado con una pera cortada en daditos.

Merienda. 1 melocotón troceado y una onza de chocolate negro con un mínimo de 80% de cacao.

Cena. Crema de tomate a la albahaca (elabórala cociendo tomate, patata, albahaca y aliñando con aceite de oliva). • Hamburguesa de pollo con arroz integral • 1 manzana asada con canela.

(*) Consulta las recetas completas de las propuestas en negrita en las páginas siguientes al menú.

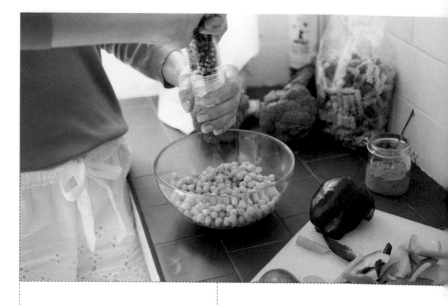

DÍA 6

Desayuno. Zumo de naranja • Café con leche desnatada • Yogur con cereales integrales.
Media mañana. Sándwich integral con tomate y jamón york.
Comida. Pastel de patata con pescado (consulta la receta en la página 78) • Lasaña de berenjena con champiñones y tomate (corta la berenjena en láminas para utilizarla como si fuese la pasta e intercala los ingredientes para formar la lasaña vegetal) • 1 manzana asada con 1 bola de helado de vainilla bajo en azúcar.
Merienda. 1 pieza de fruta.
Cena. Espárragos blancos con 1 cucharada de vinagreta de mango (elabórala con mango, pimiento rojo y verde y cebolletas picadas, aceite de oliva virgen extra y vinagre blanco) • Salmorejo tracicional con huevo duro troceado • 1 yogur desnatado con estevia y 6 almendras.

SI TIENES
APETITO ENTRE
COMIDAS, TOMA
UNA INFUSIÓN
CALIENTE
SIN AZÚCAR.

DÍA 7

Desayuno. Infusión de té verde • Bebida de soja con avena y un puñado de nueces.
Media mañana. Macedonia natural de frutas de temporada (mezcla 3 o 4 a tu gusto).
Comida. Salpicón de marisco (pulpo, mejillones y langostinos cocidos troceados con aceitunas, cebolla y pimiento en daditos, aliñado con una vinagreta suave) • Carne magra asada con verduras salteadas • Compota de manzana casera (solo necesitas pelar y descorazonar la manzana, hornear su carne con una pizca de canela y triturarla).
Merienda. Tostada de pan integral con hummus (paté de garbanzos).
Cena. Zumo de tomate natural • 1 sándwich vegetal con salmón ahumado • Hojas de lechuga y 2 rebanadas de pan integral • 1 yogur desnatado con trozos de fruta.

DÍA 8

Desayuno. Café con leche desnatada • Minibocadillo de pan integral con endibia y un par de sardinillas en conserva • Ciruelas frescas.
Media mañana. Yogur desnatado natural con un puñado de nueces picadas.
Comida. Ensalada de col con apio, queso fresco y nueces troceadas con salsa de yogur • Lacitos de pasta con salsa casera de tomate con atún al natural • Té helado (prepara el té llenando con agua 3/4 partes de la taza y después completa agregando unos cubitos de hielo).
Merienda. Un puñado de avellanas y una onza de chocolate negro con un 80% de cacao.
Cena. Gazpacho casero (no añadas pan para aligerar la receta tradicional) • Pollo frío con lechuga, maíz en conserva sin azúcar añadido y pasas • 1 yogur desnatado.

DÍA 9

Desayuno. Infusión de poleo-menta • ½ sándwich de pan integral con tomate, rúcula y queso fresco • Un par de paraguayos o un melocotón.
Media mañana. 1 vaso de zumo de melón y sandía.
Comida. Arroz y guisantes con espinacas (consulta la receta en la página 80) • Sepia a la plancha salteada con ajo y perejil picado • 2 tajadas medianas de melón.
Merienda. 1 rebanada de pan integral de semillas de lino con un poco de requesón.
Cena. Higos frescos con 2 lonchas de jamón al horno • Pechuga de pavo a la plancha acompañado de unos pinchitos de tomates cherry y queso fresco aliñados con aceite de oliva virgen extra, orégano y una pizca de sal • Manzana asada al horno espolvoreada con canela y con 6 nueces troceadas por encima.

DÍA 10

Desayuno. Café con leche desnatada • Tazón con cereales integrales, frambuesas y bebida de avena • Un melocotón amarillo troceado.
Media mañana. Cuajada con un puñado de nueces.
Comida. Ensalada de lechuga, zanahoria rallada y pepino en rodajas • Salmonetes a la plancha con salsa vinagreta de verduras (prepárala picando cebolla, pimiento rojo y verde y tomate y añadiendo 2 cucharadas de vinagre de manzana, una de aceite, pimienta y sal) • Queso fresco casero.
Merienda. Tostada de pan integral de semillas de lino con 1 cucharada de mermelada de albaricoque sin azúcar.
Cena. Ensalada verde con brotes y una pizca de salsa de soja • Brochetas de pollo con arroz salvaje • Macedonia de pera y manzana, rociada con zumo de naranja natural.

> INTENTA DISMINUIR LA INGESTA DE SAL; RECURRE A ESPECIAS AROMÁTICAS.

DÍA 11

Desayuno. Infusión de té verde • Tostada de pan integral con tomate troceado y 1 loncha de jamón cocido • Un par de ciruelas.
Media mañana. Yogur desnatado natural con semillas de lino edulcorado con estevia.
Comida. Ensalada tibia de judías verdes cocidas, dados de tomate y atún en aceite de oliva • Filetes de pescadilla al horno o en papillote con champiñones troceados • 1 rodaja de piña natural.
Merienda. Zumo de melón con 2 colines de pan integral.
Cena. Crema fría de patata y puerros (elabórala con caldo vegetal casero) • Tortilla de un huevo con gambas peladas • 1 brocheta de frutas de temporada bañada en chocolate negro (ensarta la fruta en brochetas y sumérgelas 2 segundos en el chocholate fundido).

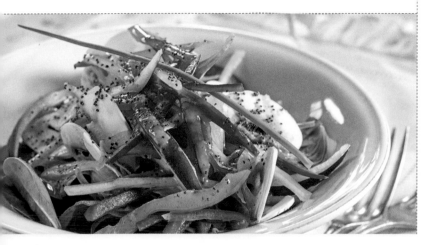

DÍA 12

Desayuno. 1 vaso de leche semidesnatada • 1 zumo de naranja natural • 4 palitos integrales con 2 lonchas de jamón serrano sin grasa.

Media mañana. Batido de bebida de soja y manzana amarilla tipo golden.

Comida. Ensalada tibia de pimientos rojos, ajetes y atún al natural • Espaguetis de espinacas con jamón, palitos de cangrejo y salsa de tomate natural • Helado de yogur con trocitos de fruta.

Merienda. 1 tostada con tomate y aceite de oliva virgen extra • Infusión de cola de caballo edulcorada con estevia.

Cena. Licuado de pepino, remolacha y cebolla • **Brochetas de pescado (consulta la receta en la página 82)** • 1 yogur natural desnatado con un puñadito de almendras tostadas (no fritas) edulcorado con estevia.

DÍA 13

Desayuno. 1 infusión de té verde • Tostada integral de semillas de lino con 1 cucharadita de requesón • Un puñado de cerezas.

Media mañana. Batido casero de melocotón con bebida de avena sin azúcar.

Comida. Pimientos y berenjena asados al horno • Pinchitos de pollo y piña acompañados con 1 vasito de arroz basmati al curry (cuece el arroz y saltea con cebolla, ajo y 1 cucharadita de curry, otra de jengibre, aceite de oliva virgen extra y sal) • 2 tajadas de melón.

Merienda. Tostada de pan integral de semillas de lino con 1 loncha de jamón York o 1 cucharadita de queso ligero.

Cena. Judías verdes cocidas a la vinagreta de limón • Filete de salmón a la plancha o al papillote • Batido de yogur desnatado con 1 kiwi cortado en trocitos pequeños.

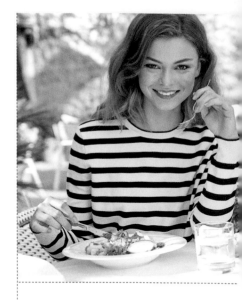

DÍA 14

Desayuno. Café con leche desnatada • Tazón con cereales integrales, un puñado de uvas pasas y bebida de avena sin azúcar • 1 tajada de melón.

Media mañana. Yogur natural desnatado con 4 nueces (edulcorado con estevia).

Comida. Ensalada de brotes verdes • Tallarines chinos con verduras de temporada y gambas salteadas (saltea las verduras y las gambas en un wok, añade los tallarines chinos, 1 vaso de caldo casero de verduras y deja que se evapore todo el caldo) • Sorbete de mango casero endulzado con estevia.

Merienda. Batido de nectarinas con bebida de avena.

Cena. Ensalada de brotes verdes con pollo a la plancha con paté de semillas de sésamo, queso fresco desnatado en dados, maíz y trozos de manzana • 1 gelatina de fruta sin azúcar.

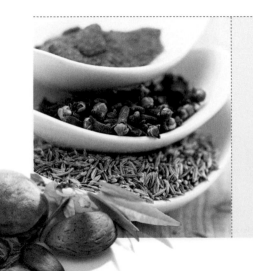

REDUCE EL CONSUMO DE AZÚCAR Y DISFRUTA DE TODOS LOS SABORES.

DÍA 15

Desayuno. Café con leche desnatada • Tazón con cereales integrales, nueces y leche desnatada • 1 trozo de papaya o 1 melocotón.

Media mañana. 2 galletas integrales y una onza de chocolate negro con el 80% de cacao.

Comida. Ensalada de col lombarda y remolacha aliñada con una vinagreta ligera de mostaza natural • **Secreto ibérico al horno con ajo y pimienta (consulta la receta en la página 84)** • Mousse de queso fresco desnatado con un puñado de arándanos frescos.

Merienda. Hummus casero con bastoncitos de zanahoria.

Cena. Ensalada griega de pepino y tomate con salsa de yogur (mezcla yogur desnatado, ajo, zumo de limón, aceite de oliva virgen extra, sal, pimienta y menta fresca) • 1 tostada integral con 2 lonchas de fiambre de pavo • 2 ciruelas.

COCINA CON POCO ACEITE, PERO, AL ACABAR LA COCCIÓN, ROCÍA UN POCO EN CRUDO.

DÍA 16

Desayuno. Infusión de melisa • Rebanada de pan de hogaza con tomate, aceite de oliva virgen y queso desnatado • Un par de mandarinas.

Media mañana. Batido casero de papaya con bebida de soja.

Comida. Champiñones rellenos de tomate y calabacín troceados • Carpaccio de ternera con virutas de parmesano • Mousse de queso (prepáralo con queso fresco, nata ligera para montar, azúcar y hojas de gelatina) con 1 cucharada de mermelada de naranja amarga sin azúcar.

Merienda. Tostada integral con paté de aceitunas verdes (tritura aceitunas sin hueso, ajo, orégano, alcaparras, zumo de limón y una pizca de aceite de oliva).

Cena. Ensalada de espinacas baby con manzana troceada • Pulpo a la gallega • 1 yogur desnatado con frutas.

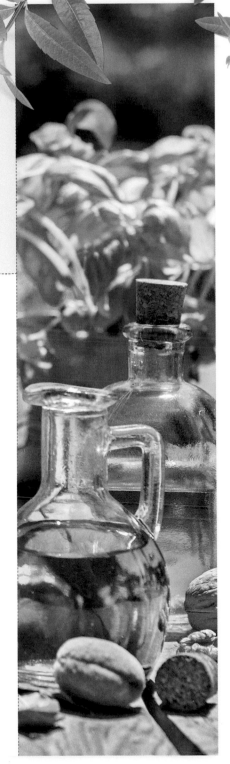

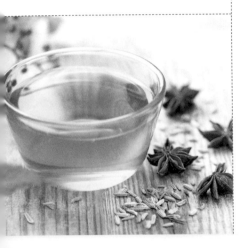

CUANDO SIENTAS ANTOJO DE DULCE, TOMA UNA PIEZA DE FRUTA BIEN MADURA.

DÍA 17

Desayuno. Manzanilla • ½ sándwich con vegetales y queso fresco • Zumo de naranja natural recién exprimido.

Media mañana. Batido de fresas elaborado con bebida de soja y fruta fresca.

Comida. Ensalada de zanahoria, remolacha y apio • Rape en papillote • Cuajada con nueces y un poco de miel.

Merienda. Tostada con hummus (paté de garbanzos con pasta de sésamo).

Cena. Sopa fría de pepino (prepárala triturando pepino, yogur desnatado, cebollino, ajo, 1 cucharada de aceite de oliva y unas hojas de hierbabuena) • Tostada integral con pimiento asado, boquerones y 3 aceitunas verdes • 1 yogur desnatado con 2 albaricoques frescos.

DÍA 18

Desayuno. Manzanilla • Cuenco de cereales integrales con leche desnatada • Zumo de naranja natural casero.

Media mañana. Cuajada ligera con un puñado de nueces.

Comida. Verduras a la plancha con guacamole (elabóralo picando tomate, aguacate y cebolla, añade sal, pimienta y un chorrito de limón) • Salmón a la mostaza de Dijon • 1 yogur natural desnatado con manzana rallada y 1 cucharadita de estevia.

Merienda. 1 vaso de bebida de soja con cacao (puedes buscar una versión baja en calorías) • Un par de galletas integrales sin azúcar.

Cena. Ensalada tibia de lechuga con gulas (saltéalas con un poco de guindilla y ajo) • Trucha al horno en papillote con limón • 1 vaso de leche desnatada con canela y ralladura de limón.

DÍA 19

Desayuno. Zumo casero de zanahoria y naranja • 1 rebanada de pan de centeno con un tomate en rodajas y queso fresco desnatado.

Media mañana. Yogur desnatado con 2 higos secos troceados y unas nueces.

Comida. Ensalada tibia de lentejas, cebolletas y zanahorias cocidas • Dorada a la sal (la mitad si es muy grande) • 2 tajadas de melón.

Merienda. Un puñado de frutos secos o queso de bola con miel o 1 pieza de fruta.

Cena. Ensalada de lechugas variadas con rabanitos, pepino y remolacha rallada • Pizza de masa casera (mezcla 2 vasos de harina, 1 vaso de agua, 2 cucharadas de aceite de oliva, sal y amasa; añade tomate, pimientos, champiñones y jamón) • 1 infusión (procura que no sea excitante ni excesivamente diurética).

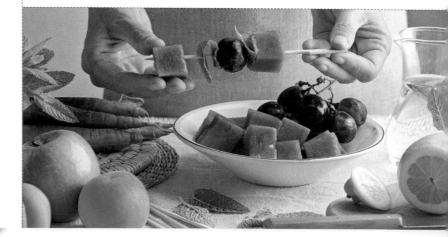

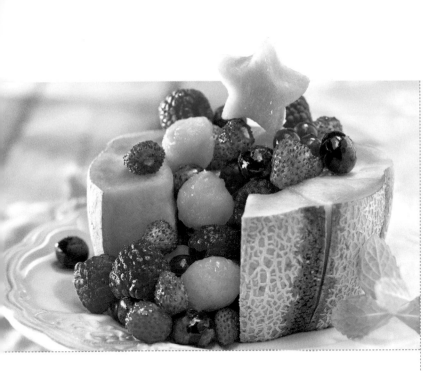

DÍA 22

Desayuno. Infusión de té verde • 2 biscotes integrales con un tomate en rodajas, queso fresco desnatado, orégano y un chorrito de aceite de oliva virgen extra.

Media mañana. Yogur desnatado natural • 1 rodaja de piña natural • Tisana de cola de caballo edulcorada con un poco de estevia.

Comida. Batido de yogur y pepino a la menta fresca • Ensalada de garbanzos cocidos con un par de sardinas en escabeche y 1 huevo duro troceado • 1 tajada de melón en brocheta con fresas.

Merienda. 1 yogur desnatado con un puñado de frutos secos y un chorrito de miel líquida.

Cena. Crema fría de calabacín y puerro • Rollito de tortilla elaborado con 1 huevo con jamón york y un poco de queso desnatado • Ensalada de naranja y granada.

DÍA 20

Desayuno. Infusión de poleomenta • Copos de avena con 2 higos secos y leche desnatada • 2 mandarinas.

Media mañana. Batido casero hecho con 1 plátano y bebida de soja sin endulzar.

Comida. Rollitos de pavo con cebollitas caramelizadas (pícalas muy finamente y ponlas en la sartén a fuego lento con 1 cucharada de aceite de oliva virgen, añade una cucharadita de azúcar y cocina durante unos minutos, hasta que se caramelicen) • **Garbanzos con atún y pimientos (consulta la receta en la página 86)** • 2 higos frescos.

Merienda. Tostada de pan integral con un par de sardinillas en aceite de oliva.

Cena. Ensalada verde con jamón • 1 tostada integral con un revuelto de espinacas y queso ligero • Macedonia de frutas de temporada.

DÍA 21

Desayuno. Infusión de poleo-menta edulcorada con estevia • ½ sándwich de pan integral con lechuga, pepino, tomate y jamón cocido.

Media mañana. Batido casero de nectarinas con yogur desnatado natural.

Comida. Crema fría de guisantes elaborada con caldo vegetal casero • Almejas a la plancha con ajo y perejil picados • Zumo de limón con hielo picado y 1 cucharada de edulcorante o estevia.

Merienda. Tostada de pan integral con un poco de requesón (puedes elaborarlo tú mismo: hierve un litro de leche semidesnatada, retira la cacerola del fuego, añade zumo de limón y cuela).

Cena. Cogollos de Tudela con boquerones en vinagre • Maíz con ajos tiernos, queso, pimientos rojo y verde al horno • 1 pera.

BEBE MUCHA AGUA ENTRE LAS COMIDAS. ESO TE AYUDARÁ A NO PICAR Y A DEPURARTE.

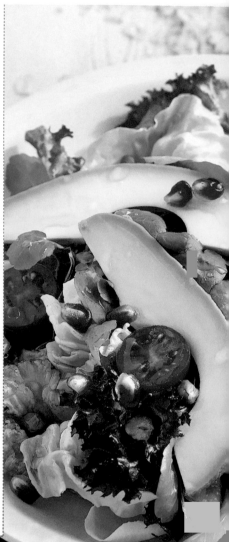

DÍA 23

Desayuno. Infusión de té rojo • Yogur desnatado con $\frac{1}{2}$ manzana en trozos, 2 ciruelas pasas y un puñado de copos de avena finos.

Media mañana. 2 tortitas de arroz integral con un par de lonchas de fiambre de pavo • Infusión de cola de caballo edulcorada con estevia.

Comida. Berenjenas a la parmesana (córtalas en rodajas y hornéalas con un poco de queso parmesano) • Una rodaja de emperador encebollado • Virutas de queso curado con un puñado de nueces.

Merienda. Zumo de tomate natural • 6 palitos integrales con queso desnatado.

Cena. Ensalada de lechuga con atún al natural, judías verdes y tomate troceado • Cazón a la plancha con verduras y 1 cucharada de miel • 1 yogur desnatado con 2 albaricoques frescos cortados en trozos.

DÍA 24

Desayuno. 1 vaso de leche semidesnatada • 2 biscotes de pan integral untados con queso fresco desnatado y 2 cucharaditas de mermelada de ciruela sin azúcar.

Media mañana. 1 yogur natural desnatado con un puñado de frutos secos variados • Infusión de cola de caballo edulcorada con estevia.

Comida. Ensalada de lentejas cocidas con un par de palitos de cangrejo • Pechuga de pavo asada • Rollitos de mango con queso de untar desnatado y pistachos.

Merienda. Zumo recién preparado de naranja, zanahoria y perejil con 2 tallos de apio.

Cena. Ensalada de tomate y queso fresco • Huevo frito en agua acompañado con 2 cucharadas de arroz integral al tomillo • Batido de pera, uvas negras y 1 bola pequeña de helado de vainilla.

ELABORA VINAGRETAS DE CÍTRICOS O FRUTOS ROJOS PARA CONSEGUIR ALIÑOS LIGEROS.

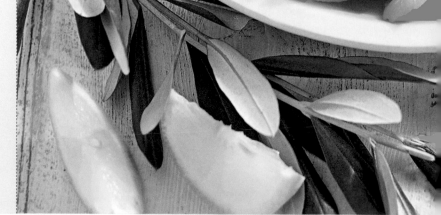

CONVIERTE LAS
ENSALADAS
EN PLATOS
PRINCIPALES,
CON FRUTA
Y FRUTOS SECOS.

DÍA 25

Desayuno. Infusión de té verde • 2 tortitas de arroz integral untadas con 40 g de queso desnatado • 1 rodaja de piña natural.

Media mañana. 1 gelatina o 1 yogur con un puñado de frutos secos o 1 cuajada con un chorrito de miel.

Comida. Ensalada de brotes verdes con una patata y pimientos asados troceados • Dorada al horno con tomatitos cherry y cebolleta tierna • Batido de higos frescos con 1 yogur desnatado natural edulcorado con estevia.

Merienda. Bebida de soja • 1 tostada de pan integral con un chorrito de aceite de oliva virgen extra y una pizca de sal.

Cena. Licuado casero de zanahoria • Ensalada de espinacas con $1/2$ pechuga de pollo troceada a la plancha • Queso fresco desnatado con unos trocitos de manzana.

DÍA 26

Desayuno. Café con leche semidesnatada • 1 zumo de naranja natural • Pan con fiambre de pavo y un chorrito de aceite de oliva virgen extra.

Media mañana. 1 gelatina de frutas (mejor si es casera).

Comida. Ensalada de tomate con bacalao desalado desmenuzado y 3 aceitunas negras sin hueso • Codornices al horno a la vinagreta • Sorbete de mango (elabóralo triturando la pulpa de un mango con zumo de limón; congela y sácalo para removerlo cada 2 horas y evitar que se formen cristales).

Merienda. 1 yogur desnatado natural con un puñadito de frutos secos • 1 kiwi troceado.

Cena. Crema de puerros elaborada con caldo casero vegetal • Filetes de merluza con verduras (pimiento, patata, tomate) al horno • **Albaricoques con arándanos (consulta la receta en la página 88).**

DÍA 27

Desayuno. Infusión de té rojo edulcorada con estevia • Yogur desnatado natural con 1 cucharada de daditos de peras y de uvas.

Media mañana. 1 tostada de pan integral con un poco de atún al natural sin aceite.

Comida. Ensalada de brotes verdes de temporada con virutas de salmón ahumado • Flamenquines caseros de pollo con champiñones (en lugar de freírlos, hornéalos para reducir calorías) • Requesón con 1 cucharada de mermelada de albaricoque sin azúcar (siempre es mejor si es casera).

Merienda. Bebida de avena con un puñado de almendras.

Cena. 1 tajada mediana de melón con un par de lonchas finas de jamón serrano o ibérico • Tortilla de espinacas elaborada con un huevo • 1 yogur natural desnatado edulcorado con un poco de estevia.

DÍA 28

Desayuno. Leche semidesnatada • 1 zumo de naranja natural recién exprimido • Pan con tomate y aceite de oliva.

Media mañana. 1 gelatina o un yogur con frutos secos.

Comida. Cuscús con verduras (saltea las verduras en el wok con una pizca de aceite, mezcla con el cuscús ya hervido y vuelve a saltear en el wok todo junto) • Pechugas de pavo a la plancha • Sorbete de mango.

Merienda. 1 yogur desnatado con bayas de Goji o un yogur desnatado con frutos secos (almendras, nueces o avellanas) o semillas de sésamo.

Cena. Ensalada de escarola con requesón y trocitos de nuez con 1 cucharada de vinagreta de miel (mezcla aceite, zumo de limón, mostaza, vinagre, miel y una pizca de pimienta) • Tortilla de un huevo con acelgas al ajillo • 1 pera madura.

APÚNTATE A LOS ZUMOS Y BATIDOS VERDES, QUE ESTÁN REPLETOS DE FIBRA Y VITAMINAS.

DÍA 29

Desayuno. Café con leche semidesnatada • 1 rebanada de pan integral untada con tomate y atún al natural.

Media mañana. 1 cuajada con un poco de miel.

Comida. Menestra de verduras (mejor elabórala tú mismo en casa con champiñones, guisantes, alcachofas, espárragos verdes, coliflor, zanahoria y cebolla) • Hamburguesa de pollo casera con 1 rodaja de mozzarella y tomate troceado aliñado con albahaca, sal, pimienta negra y aceite de oliva virgen extra • 1 tajada de melón mediana.

Merienda. 1 onza de chocolate negro con un 80% de cacao y un par de galletas integrales.

Cena. Licuado casero de zanahoria • Sándwich de pan integral vegetal de lechuga con cangrejo troceado y rodajas de piña natural • 1 yogur desnatado con 6 avellanas.

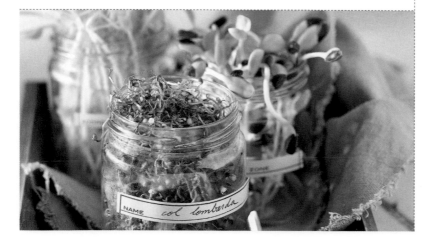

DÍA 30

Desayuno. Zumo casero de zanahoria y naranja • 1 rebanada de pan de centeno con un tomate cortado en rodajas y queso desnatado.

Media mañana. 1 gelatina o 1 yogur con frutos secos o bien 1 cuajada con un poco de miel.

Comida. Ensalada de brotes verdes con rodajas de pepino y cebolla troceada, aliñada con una vinagreta ligera de limón y aceite de oliva virgen extra • Salmón a la plancha con 1 vasito de arroz pilaf y verduras salteadas • **Tartitas de uvas negras (consulta la receta en la página 90).**

Merienda. Vaso de bebida de soja con 1 cucharada de cacao • 2 o 3 galletas integrales sin azúcar.

Cena. Ensalada de judías verdes, mezclum de lechugas y patatas cocidas • Brocheta de verduras con calabacín, champiñones y pimientos • 1 pera.

PRIMEROS

ENSALADA CON ALCACHOFAS

Los amantes de la alcachofa conocen bien sus propiedades: te quita el hambre, te deshincha y te hace sentir bien. En esta ensalada, la combinamos con otros alimentos ricos en fibra (pimientos y lechuga), con huevos y anchoas, que aportan sus proteínas de calidad y mucho sabor. Un plato delicioso siempre te dejará más contento.

● **Lava los pimientos** y ásalos 40 minutos a 180° C. Deja que se enfríen, pélalos y córtalos en tiras. Cuece los huevos 5 minutos, pélalos y córtalos por la mitad.

● **Lava las hojas de lechuga** y pica las anchoas. Limpia y lava las alcachofas y cuécelas en agua con sal 20 minutos. Escúrrelas, córtalas por la mitad y ponlas en un cuenco con los pimientos, los huevos, las anchoas, las alcaparras, los 2 ajos pelados y picados, 150 ml de aceite, tomillo, sal y pimienta.

● **Tritura las aceitunas** con el último ajo pelado, el tomillo, el vinagre y los 75 ml de aceite. Monta la ensalada colocando en el fondo de la fuente el pimiento asado y las anchoas. A continuación, pon las hojas de lechuga y, sobre estas, dispón los trozos de alcachofa previamente hervidos.

● **Coloca** los huevos de codorniz cortados por la mitad y finaliza la preparación rociando con el aliño. Sirve de inmediato.

■ INGREDIENTES

- 12 alcachofas
- 3 ajos
- 12 huevos de codorniz
- 2 pimientos rojos
- 1 lata de anchoas
- Alcaparras
- Tomillo
- Hojas de lechuga
- 100 g de aceitunas negras sin hueso
- 75 ml de aceite
- Sal, pimienta y vinagre

Tiempo: 50 minutos
Raciones: 4 personas
Nivel calórico: 300 kcal

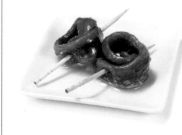

EL TRUCO

Sustituye los pimientos asados por unos piquillos en conserva y tendrás la ensalada en 25 minutos.

La alcachofa es diurética y además favorece la función desintoxicante del hígado.

PASTEL DE PATATA CON PESCADO

Hay quien evita la patata porque piensa que engorda, pero 100 gramos aportan solo 70 calorías y, además de hidratos de carbono (15,4%), proporcionan potasio, magnesio, hierro y vitaminas del grupo B. Son saciantes y económicas. Acompáñalas de verduras y alimentos ricos en fibra, que contribuyen a moderar el aumento de glucosa en sangre.

● **Pela las patatas, lávalas y cuécelas en agua salada.** Escúrrelas, hazlas puré y salpimienta. Limpia los filetes de pescado y pela las gambas. Córtalo todo en daditos.

● **Lava las espinacas y el apio y pícalos.** Raspa la zanahoria, lávala y rállala. Pela y pica los tomates. Mezcla el atún escurrido con estas verduras, la mitad del queso, un poco de la ralladura de limón, perejil y pimienta.

● **Unta un molde rectangular con aceite** y dispón en el fondo una capa de puré. Agrega los pescados, la mezcla de verduras y atún y el resto del puré.

● **Espolvorea con el queso** restante y cuece 30 minutos en el horno precalentado a 180 °C. Desmolda y sirve caliente o tibio. Decora con perejil y limón.

■ INGREDIENTES

• 100 g de filetes de salmón
• 100 g de filetes de bacalao fresco
• 100 g de gambas
• 1 lata de atún
• 400 g de patatas
• 20 g de espinacas
• 1 tallo de apio
• 2 tomates maduros
• 1 zanahoria
• 1 limón
• Sal, pimienta y aceite de oliva
• 200 g de queso rallado

Tiempo: 60 minutos
Raciones: 4 personas
Nivel calórico: 390 kcal

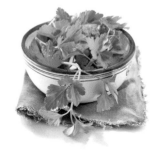

EL TRUCO

Puedes añadir al puré una pizca de nuez moscada y unos tallos de cebollino picados para dar un poco más de sabor.

Las patatas
sacian
rápidamente
y el pescado
aporta proteínas
de calidad.

ARROZ Y GUISANTES CON ESPINACAS

Las legumbres contienen poca metionina, un aminoácido esencial. Lo mismo les ocurre a los cereales con otro aminoácido esencial, la lisina. Pero la unión de legumbres y cereales en una misma comida da lugar a una proteína completa. Por ello, combinar arroz y guisantes es ideal para obtener los nutrientes que necesitas sin recurrir a la carne o el pescado.

● **Limpia las espinacas y lávalas.** Por otra parte, lleva el caldo a ebullición, agrégale los guisantes sin descongelar y cuécelos durante 6 minutos. Cuela y reserva el caldo. Toma unas cucharadas de este para triturar las hortalizas hasta que obtengas una crema.

● **Pela la cebolla y el ajo y pícalos.** Rehoga la primera en un hilo de aceite 10 minutos. Añade el ajo y sofríe 1 minuto.

● **Agrega el arroz,** tuéstalo unos instantes y salpimienta. Vierte, del caldo reservado hirviendo, la cantidad que indique en el envase del arroz y cuece el tiempo necesario.

● **Añade la crema de verduras** y deja cocer 1 minuto, hasta que el arroz quede meloso. Repártelo en los platos, agrega el salmón cortado en daditos y el queso, y sirve enseguida.

◼ INGREDIENTES

• 280 g de arroz integral
• 1 l de caldo de pollo
• 100 g de guisantes congelados
• 1 cebolla
• Sal, aceite de oliva y pimienta
• 100 g de espinacas tiernas
• 150 g de salmón ahumado
• 50 g de lascas de parmesano
• 1 diente de ajo

Tiempo: 60 minutos
Raciones: 4 personas
Nivel calórico: 365 kcal

EL TRUCO

Si dejas en remojo el arroz durante 45 minutos, podrás reducir el tiempo de cocción unos 10 minutos.

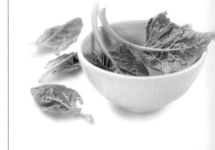

Al combinar los guisantes con el arroz se obtiene un plato nutricionalmente más completo.

SEGUNDOS

BROCHETAS DE PESCADO

Tanto el pescado, preferentemente azul, como el marisco, destacan por su riqueza en ácidos grasos omega 3. Este tipo de grasa poliinsaturada disminuye el nivel de colesterol total y reduce el riesgo de accidentes cardiovasculares. Además, su consumo habitual está relacionado con un menor índice de obesidad. Cualquier dieta debería incluir pescado 3 o 4 veces por semana.

● **Limpia y lava el cazón** y las sepias, y corta ambos en dados. Pela los langostinos y lávalos (reserva las cabezas). Saltea estas 1 minuto en 1 cucharada de aceite, añade un chorrito de agua y cuécelas 1 o 2 minutos más. Tritúralas y pásalas por el chino.

● **Ensarta de forma alterna** en 8 brochetas de madera los dados de cazón y sepia y los langostinos. Salpimiéntalas, úntalas con la mostaza y rocíalas con un hilo de aceite.

● **Hornea las brochetas** 10 minutos en el horno precalentado a 200 °C, añade el vino y prosigue la cocción otros 10 minutos. Sirve las brochetas con la salsa.

■ INGREDIENTES

- 250 g de cazón
- 8 langostinos
- 2 sepias medianas
- 1 cucharada de mostaza
- ½ vasito de vino blanco
- Aceite de oliva
- Sal y pimienta

Tiempo: 40 minutos
Raciones: 4 personas
Nivel calórico: 210 kcal

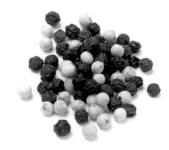

EL TRUCO

Reduce los jugos de cocción a fuego fuerte, espésalos con yogur y sírvelos como salsa.

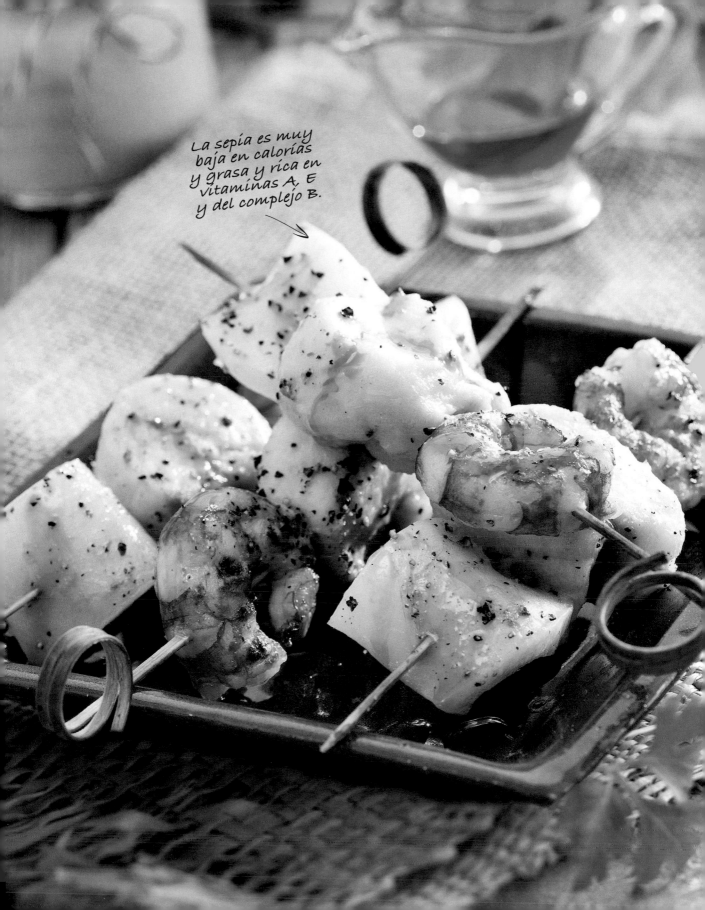

La sepia es muy baja en calorías y grasa y rica en vitaminas A, E y del complejo B.

SECRETO IBÉRICO CON AJO Y PIMIENTA

Se ha comprobado que la carne de cerdo aporta grasa monoinsaturada, beneficiosa para la salud en cantidades moderadas. En el cerdo ibérico, la cantidad de ácido oleico (monoinsaturado) alcanza hasta el 60%. Estudios científicos recientes dicen que su consumo es beneficioso para reducir los niveles de colesterol. Por tanto, puedes permitírtelo en pequeñas dosis.

● **Lava la cabeza de ajos** y ásala 20 minutos en el horno precalentado a 200° C. Retírala, pélala y agrega el parmesano.

● **Mezcla todo bien,** aplastando los ajos hasta obtener una pasta homogénea. Añade 50 ml de aceite y remueve. Incorpora la nuez moscada, una pizca de pimienta y ½ cucharadita de orégano, y vuelve a mezclar todos los ingredientes.

● **Asa la carne 5 minutos** por cada lado en una plancha con unas gotas de aceite. Córtala en filetes gruesos y úntalas con la mitad de la crema de ajo y queso.

● **Lava la rúcula** y disponla en una fuente. Sazónala y alíñala. Añade el secreto, espolvoréalo con sal en escamas y sírvelo con el resto de la crema aparte.

■ INGREDIENTES

- 800 g de secreto de cerdo
- 100 g de rúcula
- 1 cabeza de ajos
- 50 g de parmesano rallado
- Aceite de oliva
- 1 pizca de nuez moscada
- Pimienta negra
- Orégano seco
- Sal en escamas

Tiempo: 40 minutos
Raciones: 4 personas
Nivel calórico: 410 kcal

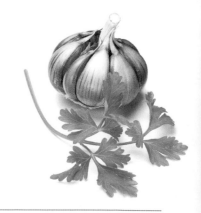

EL TRUCO

Para que la carne quede más tierna, calienta la plancha al máximo, pon la carne y baja el fuego a un poco más de la mitad.

Este corte de carne
resulta especialmente
tierno cuando
se cocina a la plancha
y a fuego medio.

GARBANZOS CON ATÚN Y PIMIENTOS

Tomar 100 g de garbanzos al día te ayuda más de lo que crees a la hora de perder kilos. Un estudio del Hospital St. Michael (Canadá) demostró de manera contundente que quienes toman esa porción diaria logran perder más kilos y mantener un peso saludable durante más tiempo. El efecto de otras legumbres es muy similar.

● **Pela la cebolla y los ajos** y pícalos. Rehoga la primera durante 10 minutos en una cacerola con 3 cucharadas de aceite.

● **Añade el ajo** y la mitad de los pimientos escurridos y troceados, y rehoga durante 2 o 3 minutos más.

● **Lava los tomates,** sécalos, córtalos por la mitad y rállalos. Agrégalos y prosigue la cocción 10 minutos más a fuego medio.

● **Incorpora los garbanzos** enjuagados y escurridos, junto con la mitad del atún sin su aceite. Espolvorea con el comino, salpimienta y cocina durante 5 minutos.

● **Para «montar» el plato,** coloca unos aros de repostería y rellénalos con capas del guiso y de los pimientos que restan escurridos y cortados en tiras. Retira los aros, corona con el atún restante desmenuzado, y espolvorea con perejil.

■ INGREDIENTES

- 400 g de garbanzos cocidos
- 1 cebolla
- 2 dientes de ajo
- 400 g de tomates maduros
- 2 latas pequeñas de atún en aceite de oliva
- 4 pimientos del piquillo
- 1 ramita de perejil
- ½ cucharadita de comino molido
- Aceite de oliva y sal

Tiempo: 35 minutos
Raciones: 4 personas
Nivel calórico: 265 kcal

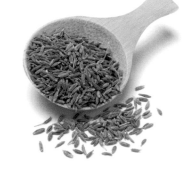

EL TRUCO

Si no tienes a mano pimientos del piquillo, puedes sustituirlos por pimientos morrones asados. Hoy en día los encuentras enteros pero también en tiras, listos para usar en esta receta.

Una lata de atún de 80 g te aporta unos 25 g de proteína que te ayuda a evitar la flacidez.

POSTRES

ALBARICOQUES CON ARÁNDANOS

En un estudio realizado en la Universidad de Michigan (EE.UU.), se ha comprobado que animales alimentados con un alto porcentaje de arándanos perdían perímetro abdominal, incluso los que seguían una dieta rica en grasa. También presentaban niveles de colesterol bastante más bajos y un mejor control de la glucosa en sangre.

● **Pela los albaricoques y corta la pulpa en dados.** Ponlos en un cuenco con el jugo de naranja y unas hojitas de menta lavadas y picadas. Deja que se maceren en la nevera al menos 2 horas.

● **Lava los arándanos y sécalos.** Reserva algunos para decorar y tritura el resto.

● **Mezcla el yogur y el queso,** añade la miel y el puré de arándanos y remueve bien.

● **Reparte los albaricoques en recipientes y cúbrelos con la crema de arándanos.** Decora con los arándanos reservados y con unas hojitas de menta lavadas y secadas, y sírvelos.

■ INGREDIENTES

• 8 albaricoques
• 125 ml de zumo de naranja
• 2 yogures griegos naturales
• 1 cucharada de queso blanco para untar desnatado
• 2 cucharadas de miel
• 100 g de arándanos
• Unas ramitas de menta

Tiempo: 15 minutos
Raciones: 4 personas
Nivel calórico: 190 kcal

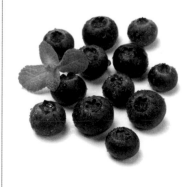

EL TRUCO

Prueba a mezclar los albaricoques picados con unos dados de queso fresco. ¡Delicioso!

Los arándanos son ricos en antioxidantes, bajos en calorías y muy versátiles en la cocina.

TARTITAS DE UVAS NEGRAS

El aporte calórico de la uva queda compensado por su naturaleza depurativa. Contiene más de un 80% de agua, que ayuda a aligerar el organismo. Además de ser fuente de vitamina C y contener un poco de betacaroteno, aporta vitaminas del grupo B, que resultan esenciales para el equilibrio nervioso, y que facilitan la correcta absorción de sus azúcares.

● **Tamiza la harina y ponla en un cuenco.** Añade 30 g de estevia, los huevos batidos, la leche, una pizca de sal y otra de mantequilla fundida, y bate bien con unas varillas.

● **Lava y seca las uvas.** Precalienta el horno a 180 °C. Engrasa 4 moldecitos individuales con la mantequilla restante. Cubre la base con una capa de uvas y vierte la masa sin llegar a cubrirlas por completo.

● **Hornea las tartitas 30 minutos.** Retíralas y déjalas enfriar. Espolvoréalas con el resto de la estevia en polvo y sírvelas decoradas con las hojitas de menta lavadas y secas.

■ INGREDIENTES

- 250 g de uvas negras
- 130 ml de leche desnatada
- 30 g de harina integral
- 35 g de estevia en polvo
- 3 huevos
- 35 g de mantequilla
- Unas hojitas de menta
- Sal

Tiempo: 50 minutos
Raciones: 4 personas
Nivel calórico: 185 kcal

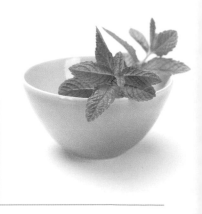

EL TRUCO

Si no tienes tamizador, puedes tamizar la harina con un colador, golpeándolo suavemente para que caiga.

Las uvas son depurativas y están repletas de vitaminas que enriquecen tus platos.

UNA SEMANA DE DIETA DEPURATIVA

Después de un mes recuperando los buenos hábitos nutricionales, ya estás listo para seguir con una semana de depuración. El objetivo es ayudar a tu organismo a liberarse de las toxinas acumuladas, ya que así te resultará más fácil seguir perdiendo peso. Y evitarás el temido efecto de estancamiento que resulta tan frustrante cuando además sabes que haces las cosas bien.

● ¿Sabías que una mayor o menor facilidad para perder peso depende en gran parte de la capacidad del cuerpo para eliminar toxinas? Y es que los malos hábitos (exceso de grasas y azúcares refinados, alcohol, dietas desequilibradas, etc.) generan tal cantidad de sustancias de desecho que pueden llegar a saturar y bloquear las vías naturales de eliminación del cuerpo. Y cuando esto ocurre, las toxinas se acumulan y dificultan la pérdida de peso. Una dieta depurativa favorece la movilización y eliminación de estas sustancias perjudiciales y restaura el sistema para que vuelva a funcionar de manera correcta.

POR QUÉ ELIMINAR TOXINAS
La vida cotidiana «intoxica» el organismo de mil formas distintas. Pensemos por un momento en la contaminación atmosférica, en el humo del tabaco, en el alcohol, en los efectos del exceso de excitantes, en los cientos de aditivos de los alimentos procesados, en los fármacos, en el estrés, etc. Hay miles de sustancias y situaciones que de una forma u otra resultan tóxicas para los tejidos y el organismo entero, que desgraciadamente no podemos evitar.

Además, el metabolismo normal de nuestras propias células produce sustancias tóxicas que ejercen, entre otros efectos nocivos, fenómenos de oxidación.

Esta acumulación de tóxicos puede saturar el hígado y los riñones, los encargados de «depurar» eficazmente el organismo. Esta situación, además de entorpecer la pérdida de peso, lleva a que el cuerpo se defienda dando señales como cansancio o falta de ánimo, entre otras. Si no te depuras, el proceso irá a más y –aparte de hacer más difícil que pierdas el peso sobrante– podría afectar seriamente a tu salud general.

Por tanto, si quieres dar un empujón a tu pérdida de peso, a tu sa-

■ ¿QUIÉN NO DEBE SEGUIR LA DIETA?

Aunque en principio una dieta desintoxicante resulta beneficiosa en general, hay personas que no deben seguirla.

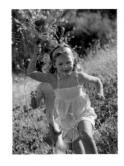

Adolescentes: están en maduración y no deben restringir su dieta.
Convalecientes: tras enfermedades u operaciones es necesario consultar al médico.
Personas delgadas: con esta dieta pueden poner en riesgo su salud.

En caso de diabetes o cualquier otra alteración metabólica.
Enfermos crónicos: también deben consultar a un facultativo.
Alteraciones psíquicas: cualquier tipo de dieta debe ser consultada previamente.

El apio tiene propiedades diuréticas y ayuda a desintoxicar en las dietas depurativas.

■ UNA RECETA DE CALDO

El Dr. Sagrera-Ferrándiz recomienda el siguiente caldo vegetal, que resulta perfecto como parte de una dieta depurativa.

Ingredientes. 2 zanahorias, 1 tallo de apio, 2 nabos, 1 manojo de perejil, 1/2 col verde, 2 cebollas, 1 pimiento morrón, 1 cabeza de ajos, 2 puerros, 2 litros de agua y 1 cucharada de arroz integral.

Preparación. Hierve los ingredientes y, cuando el caldo esté a la mitad de su cocción (cuando las verduras aún estén crujientes), añade un sofrito que prepararás con 1 cebolla, 2 cucharadas de aceite de oliva, 1 pizca de sal y 1 tomate grande maduro al que habrás eliminado previamente las semillas y la piel (para que sea fácil, hazle un corte en forma de cruz en la base y escáldalo). Puedes conservar el caldo en la nevera y tomarte una taza caliente entre las comidas. Te quitará el hambre y favorecerá tu limpieza interior.

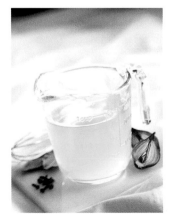

lud y a tu bienestar, lo ideal es realizar una limpieza que te ayude a poner «en forma» estos órganos saturados de trabajo. Te conviene restringir algunos alimentos y en su lugar priorizar otros (vegetales ricos en fibra, agua y potasio, y bajos en sodio). Por ello, ahora te puede favorecer mucho una semana de dieta depurativa que te ayudará a eliminar toxinas y facilitará el descenso gradual de tu excedente de peso de forma bastante visible.

PON EN MARCHA TU PLAN DE DEPURACIÓN

Lo que proponemos durante esta semana es seguir un plan depurativo «seguro». Para conseguirlo, durante estos días, además de reducir de manera importante el número de calorías que tomas...

Beberás más líquidos. Es esencial para facilitar la eliminación de toxinas. Por eso, en los menús se incluyen caldos, sopas, zumos y batidos caseros, infusiones, etc. Ten en cuenta que todas estas preparaciones tienen efecto diurético y, además, son saciantes.

Tomarás más verduras. Para favorecer la diuresis, además de beber el agua suficiente, debes aumentar la ingesta de verduras, como mínimo a dos raciones diarias. Por su alto contenido en agua y potasio, bajo aporte de sodio y su riqueza en fibra, la mayor parte de ellas son depurativas y diuréticas, y ofrecen la ventaja de que estimulan tanto el trabajo del hígado como el de los riñones, sin generar residuos que puedan resultar tóxicos. Algunas de las verduras más diuréticas y depurativas que no van a faltarte esta semana en tu mesa son: el apio (en sopas y batidos verdes), la lechuga (añádela a todas tus ensaladas sin excepción), los espárragos trigueros (en tortilla o a la plancha), la cebolla (en sopas y guarniciones) y las alcachofas (al vapor, al horno o a la parrilla).

Comerás menos carne. Una ausencia de proteínas animales hará que el riñón, por unos días, tenga mucho menos «trabajo», pues los alimentos de origen animal están presentes en exceso en la alimentación de la mayoría de las personas.

Continuarás tomando fibra. La dieta debe seguir incluyendo cantidades elevadas de fibra, lo que hará que tu tránsito intestinal sea regular, que se mantenga en equilibrio la flora del colon y que se eliminen por «arrastre» un buen número de sustancias residuales poco recomendables para el cuerpo.

Dosis extra de frutos secos. Tienen un especial protagonismo en esta dieta (mejor sin tostar y sin salar) porque contienen minerales, proteínas vegetales, fibra y antioxidantes muy adecuados para estos días de limpieza.

TEN EN CUENTA LAS CLAVES DE UNA DIETA DESINTOXICANTE

Para conseguir que los menús sean especialmente depurativos, es importante que tengas en cuenta algunos sencillos consejos:

Prioriza la frescura. Si puedes, elige durante esta semana frutas y verduras ecológicas, ya que uno de los requisitos imprescindibles de una dieta desintoxicante es que los ingredientes sean de calidad máxima y totalmente garantizados. Da prioridad a los alimentos de temporada, que suelen estar menos manipulados y tienen más calidad y sabor. Y ten en cuenta que los alimentos de proximidad mantienen mejor sus propiedades.

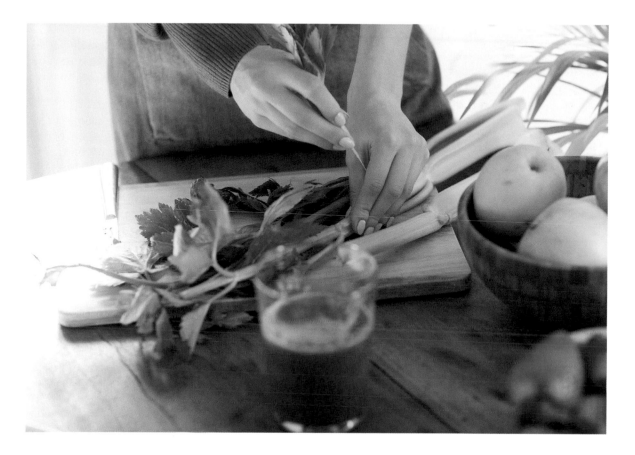

Una buena manera de incorporar más verduras a la dieta es en forma de zumos o batidos recién preparados. Si el sabor te resulta muy fuerte, puedes añadirle frutas como la manzana.

Cocina de forma sencilla. La mayoría de los alimentos incluidos en una dieta desintoxicante se pueden preparar de modo muy simple: hervidos, al vapor, a la plancha... Debes evitar por completo las cocciones con grasas y los tóxicos que conllevan.

Condimenta con aceite de oliva. El único condimento permitido en estos casos es el aceite de oliva de calidad virgen extra (AOVE), que además de aportar dosis elevadas de vitamina E, ejerce un efecto tonificante sobre el hígado y también sobre la vesícula biliar.

Modérate más con las raciones. Una de las condiciones imprescindibles de toda dieta que pretenda «desintoxicar» es, lógicamente, que las cantidades que se coman sean muy moderadas. De esta manera, favoreces una buena digestión y ofreces un merecido descanso al metabolismo. Por ello, durante esta semana, las cantidades de comida deben ser suficientes pero austeras.

Hidrátate bien. Debes tomar entre 6 y 8 vasos de agua (1,5-2 litros) al día para facilitar la eliminación de toxinas. No hace falta decir que el agua es la mejor opción (si puede ser, agua mineral natural de mineralización muy débil). Las infusiones, los zumos verdes y los caldos te ayudarán a hidratarte también.

Reduce el consumo de sal. La dosis de sal debe ser mínima. No se trata de eliminarla por completo, pero sí de que la limites al máximo.

■ MENÚS DEPURATIVOS

ELIMINA TOXINAS EN UNA SEMANA

	DÍAS 1 Y 2	DÍAS 3, 4 Y 5	DÍAS 6 Y 7
Desayuno	• Macedonia de 1 manzana y 1 kiwi • 200-250 cc de leche fermentada con bífidus	• 200-250 cc de leche fermentada con bífidus • 25-35 g de muesli	• 50-60 g de pan integral • 20-30 g de mermelada o 20-30 g de compota de manzana • 200-250 cc de leche de soja
Media mañana	• 30-50 g de pan integral con 1 cucharada de aceite de oliva • Agua o infusión	• 200-250 g de fresas con zumo de naranja y limón • Agua o infusión	• Infusión • 3 albaricoques • 2 ciruelas secas
Comida	• Arroz integral hervido con cebolla y acelga • 1 yogur de soja	• Ensalada de pasta (con macarrones integrales, lentejas, zanahoria rallada y 1 huevo duro picado) • 4 nueces o 7 almendras	• Ensalada de crudités (rabanitos, canónigos, apio y manzana) • 150 g de pescado blanco a la plancha (merluza, lenguado...) • 100 g de queso fresco y fresas
Merienda	• 4 nueces o 7 almendras • Agua o infusión	• Preparado lácteo con soja • 1 manzana al horno	• 30-50 g de pan integral con 1 cucharada de aceite de oliva • Agua o infusión
Cena	• Puré de cebolla, puerro y zanahoria	• Puré de patata y acelga	• Alcachofas al horno hervidas con patata hervida o al horno • Compota de manzana natural
Antes de acostarte	• Infusión relajante	• Infusión relajante	• Infusión relajante

... O DEPÚRATE EN UN DÍA

Desayuno	• 1 vaso de leche desnatada • 400 g de fruta variada del tiempo (mejor no ácida)
A media mañana	• ¼ de litro de zumo de fruta
Comida	• Caldo vegetal suave o ensalada variada • 150 g de pescado blanco o pollo hervido o a la plancha. • 2 rebanadas de pan integral
Merienda	• 100-200 g de manzana al horno o hervida, o bien un zumo de fruta como el de media mañana
Cena	• 1 tacita de caldo vegetal • ½ kg de fruta variada en forma de macedonia con zumo de naranja y un poco de miel.

Las plantas aromáticas frescas como la albahaca, el perejil o el cebollino constituyen buenas opciones alternativas para condimentar.

PARA HACERLO BIEN...
En el cuadro de la izquierda puedes consultar la dieta depurativa para una semana (si tienes un trabajo activo o no te ves capaz de seguirla, también proponemos una opción para depurarte en un día, por ejemplo, el domingo). Si decides seguir el plan semanal, ten en cuenta estos consejos:

Días 1 y 2. En estos dos días la dieta aporta menos de 1.500 kcal/día:
• Emplea 50-70 g de arroz integral en crudo. La cebolla y la acelga troceadas, que ejercen un efecto diurético y aportan fibra, añádelas a media cocción. Condimenta con 1 cucharada de aceite de oliva y un poco de sal. El plato es saciante, muy digestivo y suave.
• El puré de puerro, cebolla y zanahoria se prepara hirviendo todas las verduras troceadas en un poco de agua. Las cantidad que vayas a elaborar es libre, pero piensa que solo lo puedes condimentar con un poco de aceite de oliva y, si te apetece, algo de nuez moscada.
• Entre horas, bebe agua mineral natural a voluntad. Las infusiones recomendadas son las de malva, escaramujo y hierbaluisa. Como infusiones relajantes, la manzanilla o la tila son perfectas.

Días 3, 4 y 5. Ahora la dieta ya aporta algo más de energía, si bien sigue siendo bastante hipocalórica.
• Prepara la ensalada de pasta con 80-120 g de pasta integral hervida, 80-120 g de lentejas, zanahoria rallada y un huevo duro picado. Condimenta únicamente con 1 cucharada de aceite y ½ media de

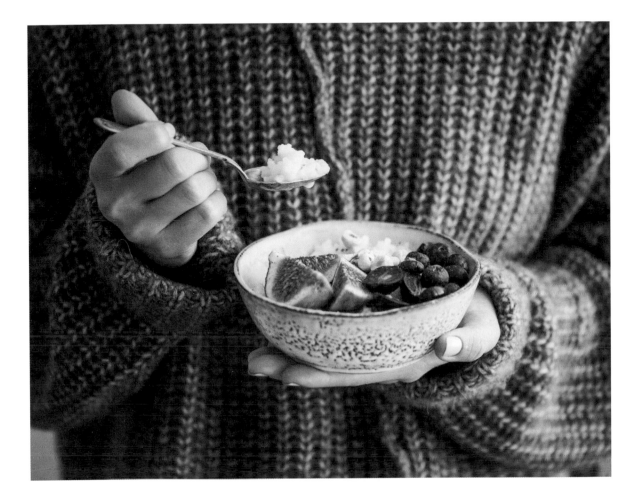

vinagre de manzana. Las cantidades dependen: a mayor edad y mayor peso, menor cantidad de pasta y también de lentejas.

• La dosis proteica es en estos días algo más elevada. El huevo contiene proteínas de alto valor biológico y, por tanto, muy aprovechables por el organismo, además de saciantes.

• Elbora el puré de la cena con 150-200 g de patata y acelgas hervidas. Condiméntalo con 1 cucharada de aceite y $\frac{1}{2}$ cucharada de queso parmesano rallado.

• Durante el día debes beber también cuanta agua desees.

• Las infusiones recomendadas son las mismas que en los días 1 y 2, si bien ahora ya puedes introducir el té verde, del cual obtienes una nada desdeñable cantidad de antioxidantes muy saludables.

Días 6 y 7. En los últimos días la dieta se normaliza y la ingesta de calorías aumenta, aunque las verduras y las frutas siguen teniendo un protagonismo importante.

• La ensalada con crudités de verduras frescas debes condimentarla con 1 cucharada de aceite de oliva y otra de semillas de sésamo. Puedes agregar $\frac{1}{2}$ cucharada de vina-

gre de manzana para darle un toque picante.

• El pescado blanco puedes cocerlo al horno, al vapor, a la plancha o al papillotte en el horno.

• El plato de alcachofas y patata (200-250 g) puede ser hervido o a la plancha. Debes condimentarlo con 1 cucharada de aceite de oliva virgen extra antes de servirlo.

• En cuanto a las bebidas, no tomes excitantes ni refrescos azucarados, porque no tienen cabida en una alimentación saludable. Las infusiones mencionadas en los días anteriores y el té verde son las alternativas sanas.

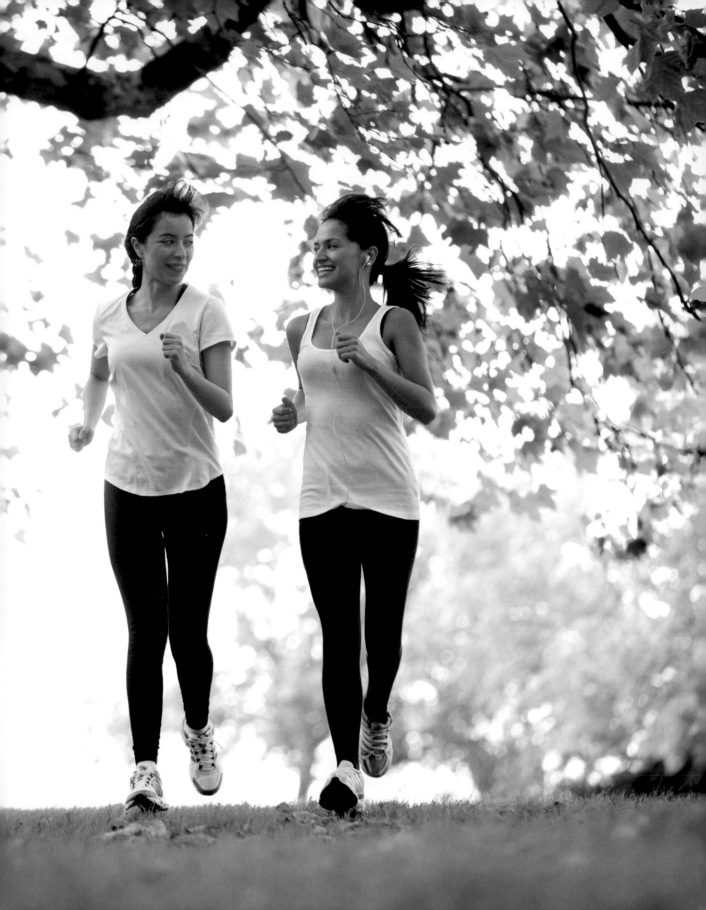

3. QUEMA MÁS CALORÍAS

EL EJERCICIO QUE MÁS TE AYUDA

Para no engordar y estar sano tienes que conseguir lo que los nutricionistas llaman «equilibrio energético», es decir, gastar la misma cantidad de calorías que consumes para que no se acumulen en forma de grasa. Pero para perder peso solamente es imprescindible gastar más energía realizando el ejercicio físico adecuado a tu edad, tus condiciones y tus gustos.

● Hoy todo el mundo sabe que una dieta apropiada es una de las condiciones básicas para prevenir enfermedades, aspirar a mayor longevidad y mantener la línea. Ahora bien, lo mismo se puede decir del ejercicio, pero esto no se tiene tan claro. A menudo se considera como una parte optativa del ocio y se olvida que es un cuidado imprescindible para la salud. Y, en concreto, en lo que se refiere a la pérdida de peso, es tan importante como la dieta. Y no solo te conviene porque aumenta los requerimientos energéticos y ayuda a combatir el sobrepeso, que lo hace, sino porque su práctica regular tiene efectos beneficiosos en casi todo el organismo.

El dúo perfecto para ir bajando peso es hacer ejercicio y, al mismo tiempo, llevar una dieta que te proporcione menos calorías. Fíjate en el siguiente dato: haciendo actividad física 30 minutos al día pierdes unas 2.100 kcal semanales. Si tu dieta te aporta unas 200 kcal menos de lo que venías consumiendo, te ahorras unas 1.400 a la semana. La mezcla de ambas cosas hará que en un mes pierdas 4 kilos reales de grasa, no de agua. Esto es justo lo que necesitas.

IMPRESCINDIBLE PARA RECUPERAR LA BUENA FORMA

Muchas veces ocurre que, siguiendo una dieta de adelgazamiento, se pierde peso y volumen general, pero las zonas donde más grasa se ha acumulado (que suelen ser abdomen y caderas) no se han modificado ni un centímetro. Existe una razón que lo explica: allí se concentra mucho tejido adiposo con receptores «a2», los atrapagrasas.

Estas células encargadas de acumular grasa pueden ser estimuladas a través de las hormonas. Con la práctica de ejercicio físico aeróbico –el que exige esfuerzo al corazón y los pulmones– se producen unas sustancias llamadas catecolaminas, entre ellas la adrenalina, que

■ ¿POR QUÉ TU CUERPO ES COMO ES?

Aunque la forma de tu cuerpo es en parte innata, hay otros factores que influyen en cómo se distribuye la grasa.

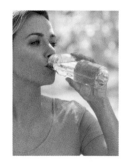

Por herencia: que la zona inferior de tu cuerpo sea mucho más voluminosa puede ser una seña de identidad familiar.

Por calorías de más: si no gastas todo lo que consumes, «el excedente» se acumula en zonas de receptores grasos.

Por falta de ejercicio: las células grasas del cuerpo no se movilizan y tampoco los músculos se estilizan.

Por estrés: los estudios médicos demuestran que, en épocas de estrés, la grasa se acumula en el abdomen.

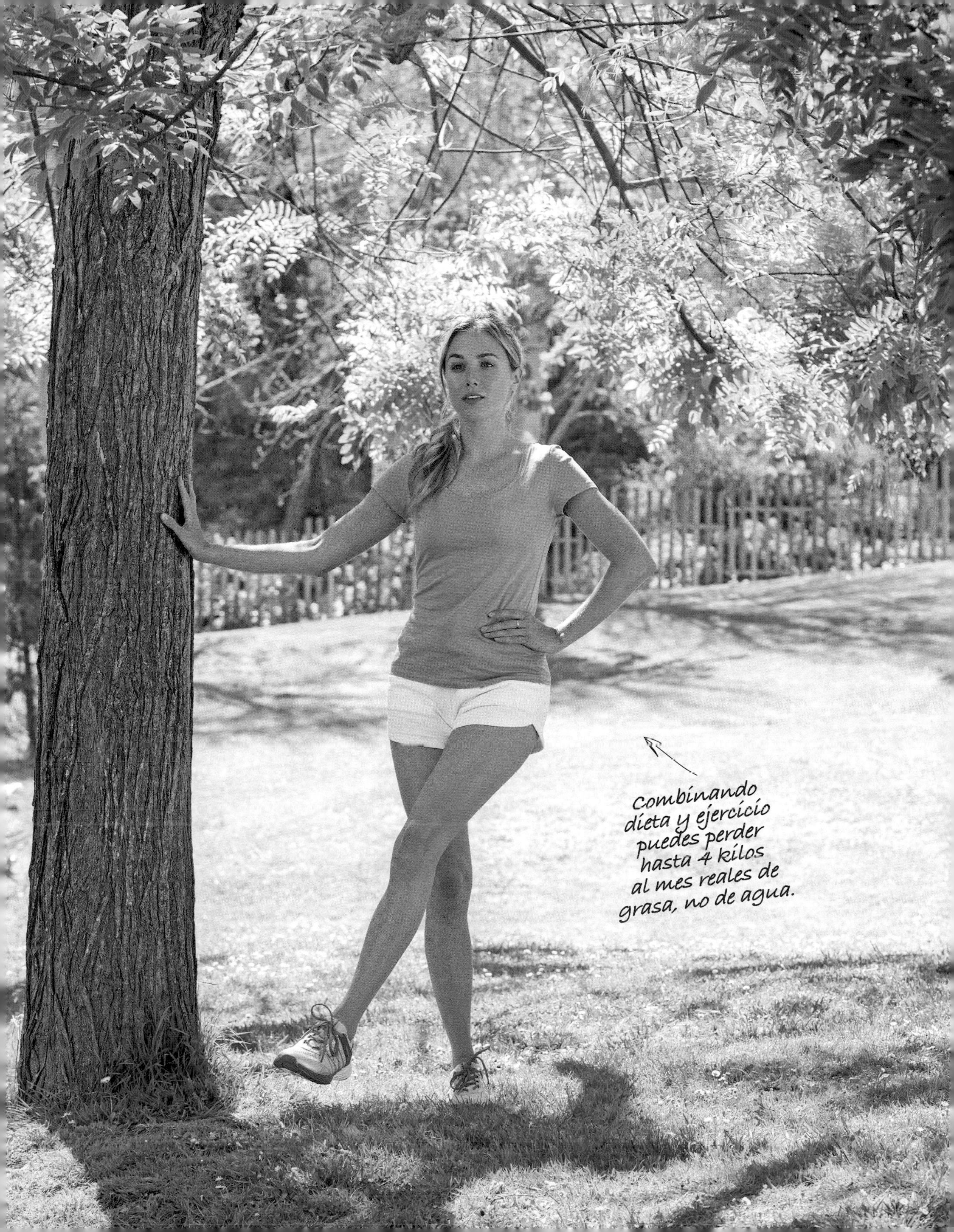

Combinando
dieta y ejercicio
puedes perder
hasta 4 kilos
al mes reales de
grasa, no de agua.

La actividad física no solo provoca que la grasa se «disuelva», sino que aumenta la capacidad del cuerpo para quemarla. Se incrementa, incluso, las calorías que quemas sin moverte.

activan los receptores contrarios a los «a2», que se conocen como «b1». Estos facilitan la movilización de la grasa, además de ayudar a controlar tu apetito. Por ello, el mejor aliado de una dieta quemagrasa es, sin duda, hacer deporte unos 30 minutos cada día (hay que ser constante), tal y como recomienda el American College of Sports Medicine.

Por otro lado, se ha demostrado que realizar una actividad física moderada 3 o 4 veces por semana es el mejor truco antipicoteo. Al parecer, 60 minutos de actividad aeróbica –caminar rápido, hacer bicicleta o nadar– modifica la producción de dos hormonas que intervienen directamente en la sen-

sación de hambre y que se conocen como grelina y péptido «yy». Además, está comprobado que, tras hacer ejercicio, el cuerpo «pide» hidratos de carbono (glúcidos) y no grasas. Eso ya frena tu tendencia a engordar, puesto que la grasa aporta más calorías que los hidratos.

EL EJERCICIO QUE TE CONVIENE
Para perder peso hay que practicar ejercicio que aumente los ritmos cardiaco y respiratorio, como nadar, correr, andar, saltar, bailar... Ten en cuenta que para obtener la energía que necesita para moverse, el cuerpo emplea en primer lugar las reservas de glucógeno, que se encuentran en el hígado y en

los músculos y, una vez agotadas estas, empieza a utilizar los depósitos grasos. Así, cuando haces ejercicio, durante los primeros minutos obtienes la energía del glucógeno y después de las grasas. Por tanto, tus sesiones de ejercicio no deben ser demasiado breves.

La duración de las reservas de glucógeno varía de una persona a otra, pero se supone que hasta los 30-40 minutos no se recurre al depósito graso, sobre todo en ejercicios de intensidad media. Lo ideal para perder peso es un ejercicio de larga duración (una hora o más) y de intensidad media. Así, es mejor hacer 80 minutos de ciclismo con intensidad media que 30 mi-

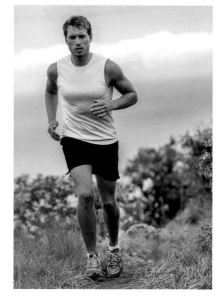

■ ¿CUÁNTO QUEMAS SI...?

Cualquier actividad implica un gasto calórico. Con la siguiente tabla puedes calcular cómo vas a quemar más calorías.

Dormir	55 kcal/h	Teclear en el ordenador	110 kcal/h
Estar tumbado despierto	65 kcal/h	Vestirse	130 kcal/h
Estar sentado	90 kcal/h	Conducir	130 kcal/h
De pie	100 kcal/h	Andar (4-5 km/h)	280 kcal/h
Pasear en bicicleta	400 kcal/h	Nadar	450 kcal/h
Correr (10-12 km/h)	600 kcal/h	Subir escaleras	900 kcal/h

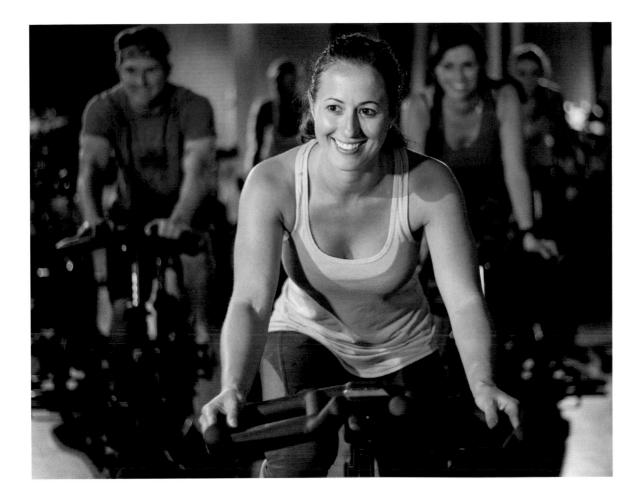

nutos de spinning (pedalear con mucha intensidad en bicicleta estática). Debe ser una práctica regular, a ser posible casi diaria. Si te ejercitas con frecuencia, tu cuerpo ganará capacidad para quemar grasas cada vez más rápido.

El ejercicio es también un arma imprescindible para combatir la flacidez, tan habitual cuando se pierde peso. Por ello, resulta imprescindible combinar el ejercicio cardiovascular, que ayuda a adelgazar, con estiramientos y series de ejercicios con pesas para tonificar la musculatura.

LOGRA EL EQUILIBRIO DEL GASTO ENERGÉTICO

La dieta mensual que te hemos propuesto es compatible con la práctica de algo de deporte o ejercicio regular. Piensa que un ejercicio de intensidad media gasta como máximo unas 300-350 kcal por hora. Por tanto, no necesitarás comer más para contrarrestar ese gasto energético. Pero sí habrá que tener en cuenta que la quema de calorías varía según la actividad. El peso corporal o la preparación física también influyen. Si tu nivel de ejercicio es superior, deberás adaptar la dieta a tus necesidades. Tiene que proporcionar la energía que necesitas, además de ser equilibrada.

Cuando vayas a hacer ejercicio, recuerda que debes tomar una comida principal unas 2-3 horas antes, y que debe incluir carbohidratos lentos, pocas grasas, una ración de alimento proteico y fruta. Además, no olvides hidratarte. Con 90 minutos de ejercicio de intensidad media, el agua mineral es perfectamente adecuada. Lo ideal es que vayas tomando pequeñas cantidades (medio vaso de agua) con frecuencia suficiente.

LA RESPIRACIÓN TAMBIÉN IMPORTA

Es otro de los secretos para perder kilos que poca gente conoce. Respirar bien mientras haces ejercicio favorece tu objetivo de quemar grasas. Además, hacerlo de manera pausada y profunda te ayuda a controlar la ansiedad y, con ella, el hambre. Todo tu cuerpo se beneficia finalmente de una correcta oxigenación. También tu mente.

● La respiración no solo nos da el oxígeno necesario para vivir, también nos ayuda a quemar las grasas y los azúcares de los alimentos y convertirlos en energía. Según un estudio publicado en el *British Medical Journal*, el 80% de la grasa corporal que se quema se expulsa a través de los pulmones en forma de carbono, hidrógeno y oxígeno (estos tres elementos forman las moléculas de grasa). Por ello, una buena respiración oxigena a fondo el cuerpo, fortalece los músculos y los tejidos, y provoca una mayor combustión de calorías, incluso en estado de reposo (¡hasta durmiendo!).

¿Cómo perder más peso? Sin duda, por un lado, con la dieta y, por otro, combinando ejercicio físico y respiración. Obtener más oxígeno mientras realizas una práctica deportiva es una estupenda idea para acelerar la pérdida de peso.

POR QUÉ RESPIRAR BIEN TE AYUDA A PERDER PESO

Cuanto más oxígeno tomamos, es decir, cuanto más aprovechamos nuestra capacidad pulmonar, más aceleramos nuestro metabolismo y más calorías quemamos.

No se trata de respirar con más frecuencia –lo que nos llevaría a hiperventilar y marearnos–, sino de hacerlo en profundidad. Piensa que por cada litro de oxígeno que consumes, quemas 5 calorías.

Sin embargo, una respiración superficial con la que solo cogemos medio litro de aire en cada inspiración solo quema 2,5 calorías. En cambio, alguien que ha entrenado su capacidad pulmonar puede tomar hasta tres litros y medio y llegar a quemar 17,5 calorías.

Otro beneficio de mejorar la respiración es que ayuda a «deshincharte». Un equipo de investigación del hospital Vall d'Hebron de Barcelona concluyó que la hinchazón se debe a la forma de respirar. El estudio afirma que son los movimientos musculares que hacemos al respirar los que causan la hinchazón.

■ FORTALECE TODO TU ORGANISMO

Respirar bien no solo te va a ayudar a adelgazar con más facilidad. Toda tu salud se va a beneficiar de ello.

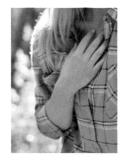

Defensas altas. Una buena oxigenación refuerza el sistema inmunológico. Además, gracias a la respiración, se desechan parte de las toxinas acumuladas.

Corazón protegido. Respirar bien normaliza los latidos del corazón, lo que evita palpitaciones y arritmias.

Cerebro en forma. El cerebro consume hasta 3 veces más oxígeno que el resto del cuerpo, por lo que la respiración influye en el rendimiento intelectual, la memoria, etc.

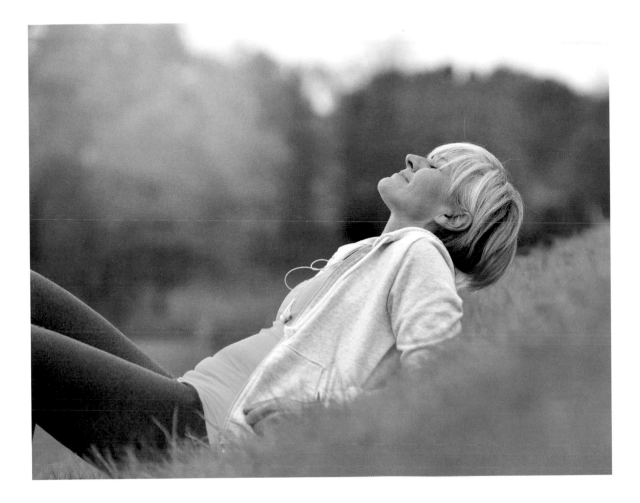

CÓMO OXIGENARTE
PARA QUEMAR MÁS

La mayoría solo usa una tercera parte de la capacidad pulmonar porque mantiene una respiración superficial. Y es que normalmente respiramos de manera automática, sin prestar atención. Mientras corras o realices cualquier ejercicio, aprovecha para tomar consciencia de tu respiración. Antes de empezar tus ejercicios en casa, por ejemplo, siéntate erguido, sin apoyar la espalda y en una posición que te resulte cómoda. Toma aire por la nariz y visualiza cómo penetra por las fosas nasales, pasando por la garganta y los pulmones hasta hacer que se «hinche» el abdomen. Luego, suelta el aire y visualiza cómo hace el recorrido inverso.

Un entrenamiento sencillo consiste en tomar aire por la nariz y contar mentalmente hasta cuatro de forma pausada, completando una inspiración no forzada. Después, aguanta el aire contando hasta dos. Finalmente suéltalo muy poco a poco contando hasta seis. Mantén este ritmo de 4-2-6 unos 5 minutos. Cuando te hayas habituado a esta respiración, aumenta el tiempo a 10 minutos. Y cuando seas capaz de hacerlo en este tiempo, complica el ejercicio cambiando el ritmo a 4-2-8, es decir, alargando la exhalación hasta contar 8.

Si sales a caminar o a correr, puedes aprovechar también para realizar un «paseo respiratorio», que consiste en andar cogiendo aire en dos pasos y soltándolo durante los cuatro siguientes.

La natación es otro deporte donde se trabaja mucho el ritmo respiratorio al alternar el lado por el que se coge aire y contar el número de brazadas que se van haciendo.

UNA SESIÓN QUEMAGRASAS

Ya sabes que tu plan de adelgazamiento es integral, es decir, que abarca todos los campos posibles. El ejercicio en casa es un aspecto fundamental. Quemarás grasas y te sentirás más joven, flexible y sano. Es importante que practiques, si es posible a diario, esta serie de ejercicios. Al principio quizá debas esforzarte, pero luego no podrás pasar sin tu entrenamiento.

● Lo que necesitas ahora es un plan de ejercicio exprés que te ayude a movilizar y quemar esa grasa, sin esperar a que se aposente definitivamente en tu cuerpo. Así, recuperarás tu figura rápidamente.

TU ENTRENAMIENTO «EXPRÉS»

El programa de ejercicios que proponemos no implica un gran esfuerzo, más bien exige cierta constancia y determinación. Es infalible para quemar grasas, siempre que sigas los pasos indicados.

Debes hacer un deporte aeróbico, y si es posible al aire libre, 2 o 3 días a la semana. Pero además te pedimos que realices esta serie de ejercicios cada día para eliminar todavía más grasa. Simplemente es necesario que te comprometas a dedicar 30 minutos al día a esta actividad durante por lo menos un mes.

Se trata de un plan de entrenamiento completo en el que se mezclan ejercicios cardiovasculares y de fortalecimiento. Esta combinación es la más eficaz para potenciar la combustión de calorías a corto, medio y largo plazo.

Por otra parte, además del ejercicio que haces cuando te pones tus mallas y tus deportivas, también es muy importante que te muevas todo lo posible el resto del día. Elige un estilo de vida más activo, empleando tu físico como tu principal herramienta para vivir y sentir. Si puedes elegir entre ir a pie o en coche o en autobús, ya sabes lo que tienes que hacer. Lo mismo cuando te encuentres entre unas escaleras y un ascensor. Considera el sofá como un sitio donde no vale la pena pasar demasiado tiempo.

CLAVES PARA QUEMAR MÁS

Se ha demostrado que la grasa se quema más rápido si se realizan cambios fuertes de ritmo al hacer ejercicio. Es decir, intercalando máxima intensidad de movimiento y esfuerzo con momentos más relajados. Realizando este tipo de ejercicio, el cuerpo continúa quemando calorías cuando dejas de hacer ejercicio. ¡Este es un gran secreto que debes poner en práctica! Además, las variaciones de ritmo en el ejercicio evitan la monoto-

■ NO OLVIDES ESTIRAR BIEN

Antes de empezar y al acabar. Estira tus brazos por encima de la cabeza y llévalos a un lado, flexionando la cintura y la cadera hacia a ese mismo lado. Quédate así unos segundos y haz lo mismo hacia el otro lado. Lleva un pie al glúteo y sujétalo unos segundos con la mano, sintiendo el estiramiento muscular. Repite el gesto con la otra pierna.

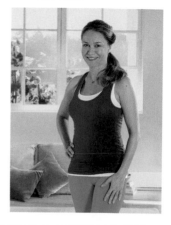

◾ MUÉVETE Y PON EN MARCHA TU ORGANISMO

Si no haces ejercicio, tu cuerpo se va limitando a una gama poco variada de gestos. Comienza tu entrenamiento con este ejercicio que recupera tu capacidad para moverte con amplitud.

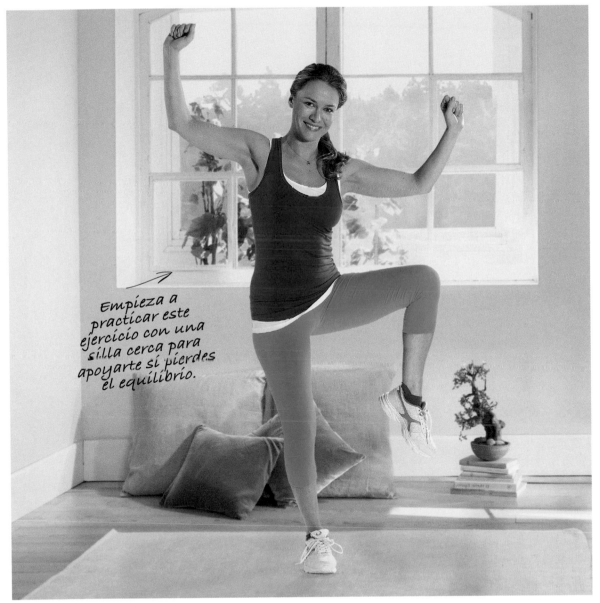

Empieza a practicar este ejercicio con una silla cerca para apoyarte si pierdes el equilibrio.

Codos a rodillas. Pon los brazos en cruz y flexiona los codos, apuntando con los puños hacia arriba. Ahora eleva la pierna derecha como si quisieras tocar el codo con la rodilla. Ayúdate inclinando el tronco hacia ese lado. Baja la rodilla y deja los brazos abiertos en cruz. Haz 8 repeticiones y repite con la otra pierna. Para no perder el equilibrio, debes apretar el abdomen y mantener la espalda firme y controlada.

■ AFINA LOS BRAZOS Y LAS PIERNAS

Con este sencillo movimiento trabajas los muslos, los glúteos y la parte superior de los brazos. Solo necesitarás unas mancuernas (de 500 g) o unos botellines llenos de agua.

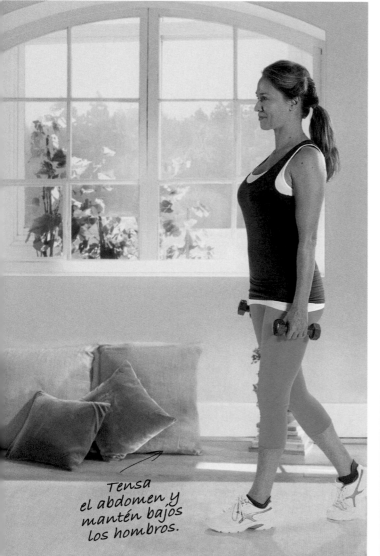

Tensa el abdomen y mantén bajos los hombros.

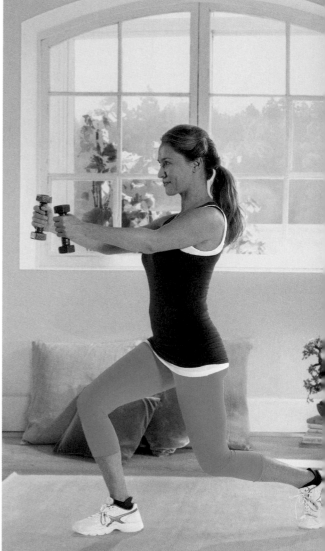

1 **Elevaciones de brazos.** Coge 2 mancuernas de 500 g y colócate de pie, con la pierna derecha ligeramente hacia atrás. Mantén la espalda recta y el abdomen apretado para evitar inclinarte hacia delante. Debes mantener todo el tiempo la columna erguida y los pies bien apoyados, para no perder el equilibrio.

2 **Flexiones de rodilla.** Flexiona las rodillas y lleva la pierna derecha un paso atrás, mientras elevas los brazos por delante. Cuanto más bajes, más efectivo es el ejercicio. Vuelve a la postura inicial. Repite el mismo ejercicio cambiando la pierna. Haz 10 repeticiones con la derecha y otras 10 con la izquierda.

■ FORTALECE LA ESPALDA Y LOS ABDOMINALES

Con estos ejercicios trabajas dos puntos claves de la estabilidad y que te ayudarán a que la barriguita no se vea tan abultada: unos abdominales fuertes y una espalda en forma.

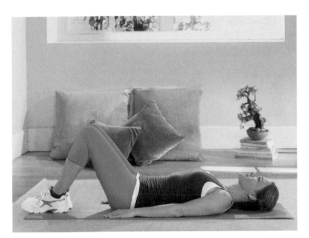

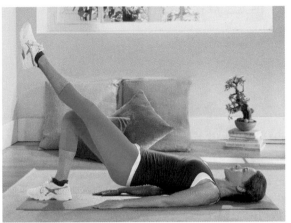

1 **Tumbado con las piernas flexionadas.** Túmbate con las piernas flexionadas. Separa un poco la parte baja de la espalda de la colchoneta y mantén el cuerpo apoyado en los brazos y en los hombros.

2 **Tumbado con la pierna estirada.** Sube y baja la pierna 8 veces, apretando los glúteos. A continuación, con la pierna en alto, sube y baja la cadera 8 veces. Descansa 10 segundos y haz lo mismo con la otra pierna.

nía. Y si una actividad deportiva te entretiene, no la abandonas, y hasta es probable que se convierta en una adicción beneficiosa.

PONLE MÚSICA
Tu determinación, tu fuerza de voluntad es la base para establecer la rutina de ejercicio, sobre todo si el deporte no es lo tuyo (todavía). Una manera de hacer más atractiva y más eficaz tu sesión de entrenamiento es realizarla siguiendo el ritmo de la música que más te guste. Conviene que elijas temas «movidos», que vayan cambiando de ritmo, porque te ayudarán a introducir las variaciones de intensidad y tu metabolismo se activará.

Según un estudio del departamento de musicología de la Universidad Ghent, de Bélgica, el tipo de música que se escucha durante el entrenamiento influye en el ritmo de los movimientos. Lo mejor es decantarse por el pop, el rock o el techno, porque aceleran los movimientos. Además, está demostrado que escuchar nuestras canciones favoritas cuando hacemos ejercicio reduce la sensación de esfuerzo.

CÓMO PUEDES INSTAURAR LA RUTINA DEL EJERCICIO
Las habilidades físicas y psíquicas no se adquieren en un curso de fin de semana; la mayoría se logra con la práctica diaria de meses o años. El problema es que muchas veces nos cuesta mantener la rutina durante las primeras semanas. La razón es que hay una diferencia entre motivación y voluntad. La motivación se refiere a que sabemos

perfectamente por qué nos conviene hacer ejercicio: para conseguir nuestro peso ideal, mantener a raya el estrés y aumentar nuestra autoestima y nuestra salud, pero el conflicto llega cuando la fuerza de voluntad no está a la altura. Es decir, cuando pasa un día tras otro y no nos ponemos manos a la obra.

Nuestro cerebro se parece a un disco de vinilo: un hábito repetido una y otra vez deja en él un surco, una huella, una ruta neuronal. Al cabo de un tiempo, la aguja del comportamiento va sola. Casi no requiere la voluntad. Por eso podemos hablar y conducir a la vez, sin estar concentrados en el cambio de marchas o el embrague. Interiorizamos perfectamente los hábitos.

Hay una forma natural de cambiar de hábitos, sin forzarnos: se

■ PIERNAS ESBELTAS Y BRAZOS FIRMES

Con este ejercicio trabajas intensamente las caderas y las piernas. A la vez, te ayudará a reafirmar la musculatura de los brazos. Es importante que lo hagas sobre una superficie que no resbale.

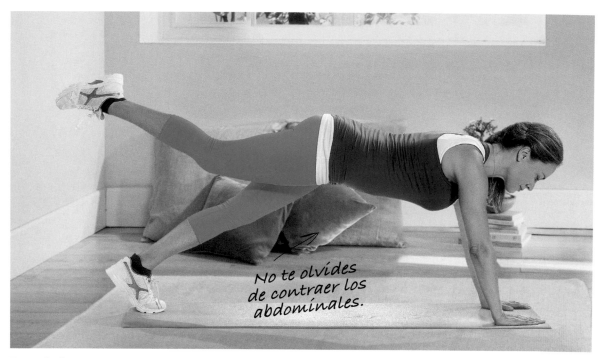

No te olvides de contraer los abdominales.

Rotación de piernas. Apoya las manos y la punta de los pies en la colchoneta. Aprieta bien el abdomen, eleva la pierna derecha, crúzala por encima de la otra y vuelve a la postura inicial. Haz 8 series y repite el ejercicio con la pierna izquierda. Suaviza el ejercicio apoyando los antebrazos en la colchoneta entre una serie y la otra. Intenta mantener la cabeza alineada con la columna para evitar tensiones innecesarias en la zona de la nuca.

trata de imitar a los niños. Los más pequeños no intentan salirse de los surcos; simplemente, comienzan uno nuevo. Un niño no necesita romper su hábito de andar a gatas, simplemente deja este hábito cuando descubre que caminar es una forma más práctica de desplazarse. Podemos recuperar esta capacidad infantil y sustituir viejos hábitos que ya no nos aportan nada por otros nuevos que nos permitan sentirnos mejor, que nos sean útiles para crecer y adaptarnos.

VE POCO A POCO

Los nuevos hábitos se establecen poco a poco. Cada día hacemos un poco más y vamos integrando los cambios. Para lograr este objetivo, te ayudará tener en cuenta los siguientes consejos:

Dedícale unos días y un tiempo fijos. Cuando se hace ejercicio una vez a la semana, a días y horas diferentes, se acaba dejando. Establece cuántas veces lo practicarás semanalmente, qué días y en qué momento. Así es más fácil incluirlo en

tu rutina diaria (ahora me levanto, ahora voy al trabajo, ahora hago deporte...), convirtiéndolo en un hábito. Apúntalo en tu agenda como una obligación tan importante como cualquier otra.

Comienza a entrenar solo 10 minutos. Si de entrada te propones hacer toda una hora de ejercicio al día, abandonarás. Empieza con diez minutos y aumenta el tiempo de entrenamiento a medida que te sientas cómodo con él, sin exigirte más. Recuerda, eso sí, que es a par-

VIENTRE MÁS LISO Y CADERAS ESTILIZADAS

Gracias a este ejercicio de «plancha lateral» trabajarás toda la musculatura abdominal. Te ayudará a eliminar la flacidez y los acúmulos de grasa en la zona de las caderas.

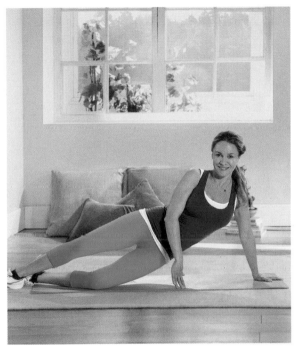

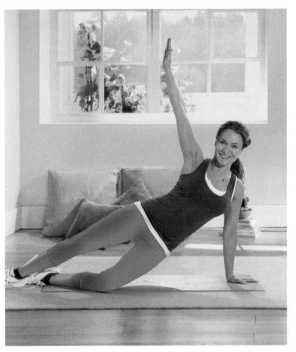

1 **Flexión lateral.** Tumbado sobre el lado izquierdo, apoya la palma de la mano de ese lado y pasa el otro brazo por encima del cuerpo. Eleva el tronco, aprieta el abdomen y apóyate sobre la rodilla izquierda.

2 **Flexión lateral con brazo estirado.** Eleva el brazo que tenías cruzado por delante del tronco. Haz 3 series de 8 repeticiones por cada lado. Descansa entre series, porque este ejercicio es muy exigente.

tir de los 20-30 minutos cuando se empieza a quemar grasa. Por eso es aconsejable entrenar más de media hora y llegar a una hora.

Que ganar salud sea tu principal objetivo. Todo lo demás en lo que puedas pensar (mejorar tu figura, verte más joven…) te vendrá dado con la constancia. Pero no empieces a hacer ejercicio unos meses antes del verano persiguiendo «bajar» barriga para que te quede mejor la ropa. Si le pides magia al deporte, seguro que te sentirás defraudado.

En realidad, el entrenamiento sí que opera milagros, pero a largo plazo. Piensa, por ejemplo, que los médicos apuntan lo esencial que es para prevenir desde toda clase de problemas cardiacos hasta cáncer. También te ayuda a liberar tensiones. Y, poco a poco, el cuerpo se tonifica, la postura mejora, los movimientos se hacen más armónicos, se gana agilidad, se mantiene el peso bajo control…

Supera la barrera de los primeros seis meses. Según estudios de la Universidad de Stanford (EE.UU.),

la tentación de abandono cae en picado si se superan los primeros seis meses de entrenamiento regular y progresivo. Por ello, «no te des permiso a ti mismo» para dejarlo antes de ese período. Para evitarlo, si vas al gimnasio, paga medio año o más por adelantado.

Convierte la práctica de deporte en una diversión. Pero ¿existe algún tipo de ejercicio que te ponga más difícil tirar la toalla? Sí, aquel que más se adapte a tu personalidad, pues hará que para ti sea diver-

■ MOLDEA Y AFINA LOS MUSLOS

La zona de los muslos es una de las que más sufre los acúmulos de grasa y la falta de tono. Pese a ello, la grasa se puede reducir practicando con constancia ejercicios específicos.

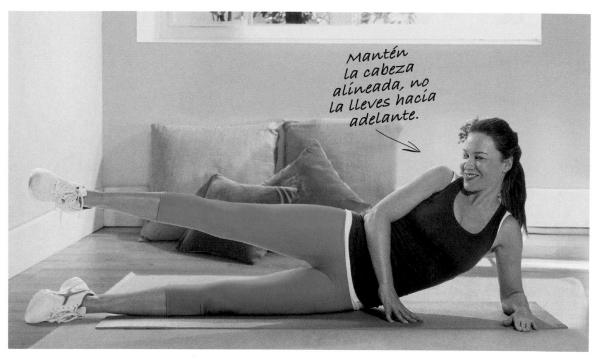

Mantén la cabeza alineada, no la lleves hacia adelante.

Círculos con las piernas estiradas. Tumbado de lado, apóyate sobre la pierna y el antebrazo izquierdos. Coloca la mano derecha por delante del abdomen para mantener la estabilidad del cuerpo. Eleva un poco la pierna derecha y dibuja círculos, primero en el sentido de las agujas del reloj y, luego, hacia el otro lado. Repite 8 veces y cambia de lado. Mantén el abdomen muy apretado y la espalda firme para evitar desplazamientos.

tido practicarlo. Por ejemplo, si eres competitivo y sociable, te sentirás mejor con los deportes en equipo. Si eres muy sosegado, mejor apuesta por el yoga o el taichí.
Cuélgate tus propias medallas y prémiate. En estos momentos, la constancia es para ti tu principal meta. Por eso, prémiate cada vez que consigas cumplir con el entrenamiento. Por ejemplo, si lo haces toda la semana, regálate un masaje relajante o cómprate aquella prenda de ropa que te gusta.

ESCOGE BIEN EL LUGAR

Hacer ejercicio al aire libre, en un gimnasio o en casa, es cuestión de gustos o, a veces, de necesidad. Al escoger cualquier opción, hay que tener en cuenta ciertos factores.
En casa, procura que no te interrumpan. Elige un momento y una estancia donde puedas estar tranquilo, concentrado en el entrenamiento. Además, el espacio debe tener las dimensiones necesarias para que puedas tener cerca el material que te hará falta (colchoneta,

pesas, pelotas...). Así no perderás el ritmo yendo a buscar cada cosa. Mejor si el lugar está ventilado y puedes poner música.
Si te decides a practicar en el exterior al aire libre, debes buscar un lugar que sea agradable, poco saturado de gente y con un terreno que no sea abrupto ni muy desigual para evitar lesiones. Además, es conveniente adaptar el entrenamiento a las condiciones ambientales, adecuándolo a la temperatura, la estación del año, el sol directo o la lluvia.

■ TONIFICA LAS PIERNAS, DE PIES A CADERAS

Con este ejercicio, la serie acaba con una completa tonificación del abdomen y sobre todo de las piernas, que poseen los músculos más grandes, que van a consumir más calorías.

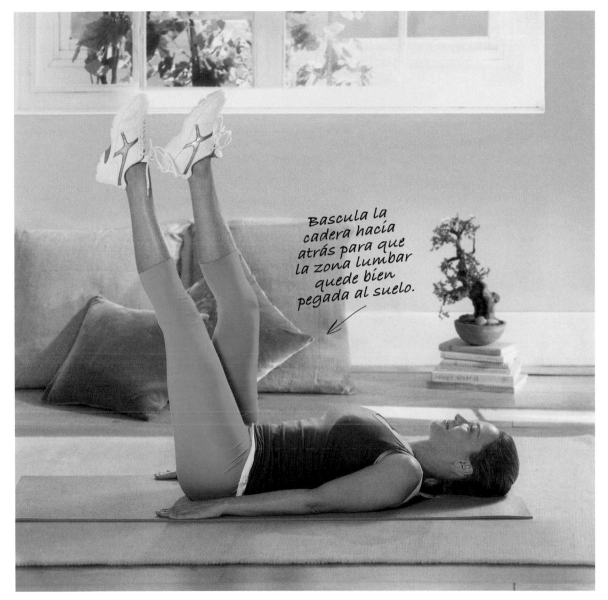

Bascula la cadera hacia atrás para que la zona lumbar quede bien pegada al suelo.

Fortalecimiento global de piernas. Túmbate boca arriba sobre una colchoneta o toalla con la espalda bien apoyada en el suelo (no debe caber ni una mano entre las lumbares y la colchoneta). Levanta las piernas. Haz 10 tijeras cruzando y descruzando las piernas en alto. Después haz 1 minuto de pedaleo hacia delante y 1 minuto hacia atrás. Haz 10 movimientos completos de flexión y extensión de piernas en alto, y acaba repitiendo de nuevo el pedaleo.

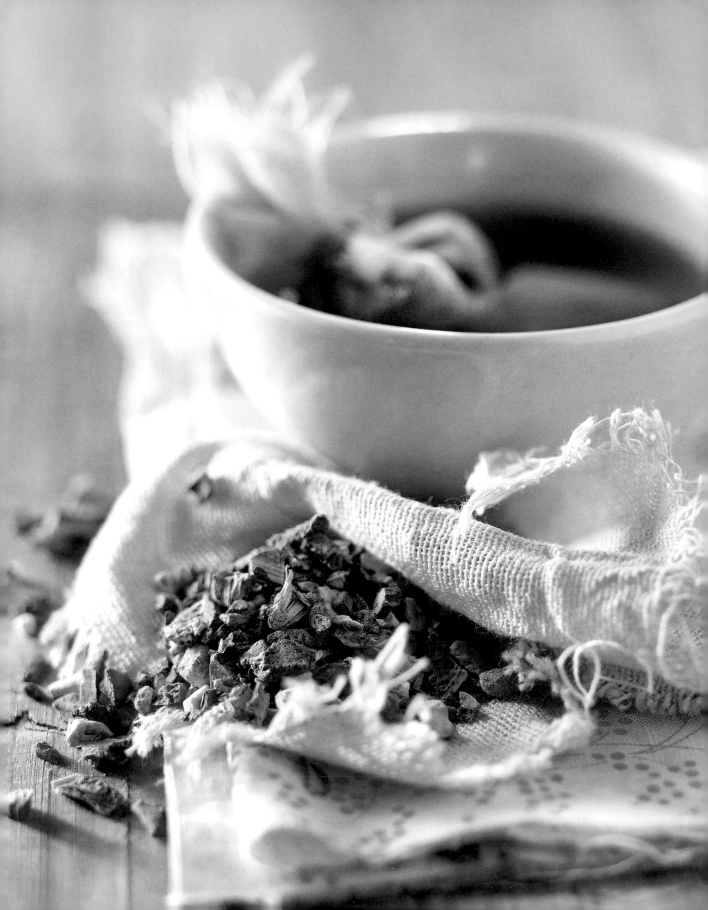

4. GRANDES ALIADOS QUE TE LO PONEN FÁCIL

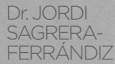

Dr. JORDI SAGRERA-FERRÁNDIZ

Médico naturista y Magister en Osteopatía. Director de la Escuela de Masaje Manual Dr. Sagrera-Ferrándiz.

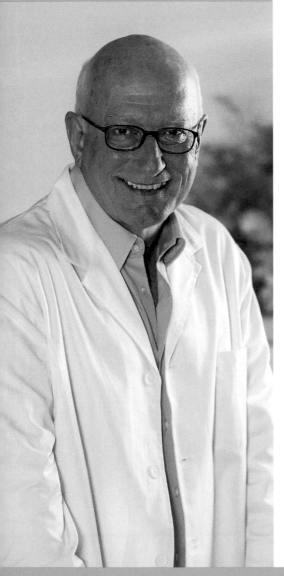

UNA PARTE FUNDAMENTAL DEL MÉTODO

LAS TERAPIAS FÍSICAS AYUDAN A PERDER KILOS

Los masajes y otros tratamientos corporales naturales complementan los efectos de la dieta y el ejercicio. Estimulan el metabolismo y la depuración, a la vez que reducen el hambre irreal, que es una forma de ansiedad.

Junto a la dieta y el ejercicio físico, las terapias corporales constituyen el tercer pilar en el que se basa el método de control del peso que proponemos y que lo distingue de los demás que puedas encontrar.

Las terapias físicas naturales no pueden conseguir por sí solas que pierdas peso, pero sí contribuyen a reforzar los efectos de la dieta y del ejercicio. Adquieren su sentido en un tratamiento global, muy completo, que incluye todos los aspectos posibles, en el marco de un estilo de vida saludable que te ayudará a conseguir el peso que deseas y a mantenerlo estable.

FAVORECEN LA ELIMINACIÓN Y LA RELAJACIÓN NECESARIA

¿Cómo te ayudan? Por un lado, algunas terapias favorecen la eliminación de líquidos, estimulan el metabolismo –a través de las hormonas– para que se quemen las grasas y actúan directamente sobre los tejidos corporales.

Por otra parte, son muy eficaces para reducir la ansiedad y aumentar el autocontrol. En consecuen-

cia, resulta mucho más sencillo controlar los ataques de hambre o respetar los horarios de las comidas y, con ello, obtener solo las calorías justas. Un plan de adelgazamiento que no incluya estos aspectos está «cojo», es menos probable que alcance sus objetivos y, sobre todo, que pueda evitar la recuperación del peso.

PARA TODO TIPO DE PERSONAS

Las terapias físicas son recomendables para todas las personas que hayan iniciado un programa de adelgazamiento, pero especialmente para aquellas que son nerviosas o que sufren niveles elevados de ansiedad. Si se reduce el estrés resulta mucho más sencillo seguir un planteamiento dietético.

También están muy aconsejadas para aquellas personas que por alguna razón no pueden hacer ejercicio físico. Por ejemplo, en algunos casos de obesidad mórbida o cuando el paciente tiene una lesión que le impide moverse o hacer una actividad física con un mínimo de intensidad. En las personas que no

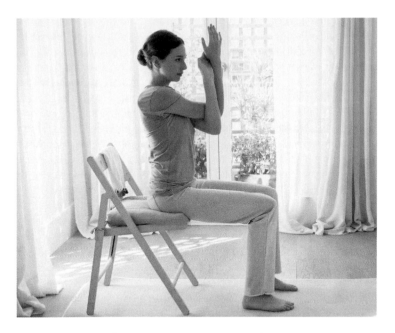

■ ELIGE TU TÉCNICA DE RELAJACIÓN

Existe un método para cada tipo de persona. Escoge el que más te guste para controlar los nervios, la ansiedad ocasional y el hambre.

El entrenamiento autógeno, un método desarrollado por el psiquiatra berlinés Johannes H. Schultz, en la década de 1930, recurre a fórmulas autosugestivas como «respiro profunda y tranquilamente» o «mi brazo derecho empieza a pesar». Una vez que se ha aprendido la secuencia del método, es fácil entrar en estado de relajación profunda en cualquier lugar y momento.

La sofrología es muy eficaz para adaptarse a situaciones que normalmente producen estrés. Enseña a anticipar mentalmente esos escenarios para luego comportarse con precisión y eficacia. Es muy utilizada en ámbitos como la alta competición.

La relajación muscular progresiva es una técnica muy sencilla, que se realiza siguiendo una serie de pasos que cualquiera puede aprender. En esencia se trata de hacer un repaso de todo el cuerpo, tensando cada músculo para luego destensarlo conscientemente. Se aprende a hacerlo sin contener la respiración ni apretar los dientes o los ojos.

En la visualización se imaginan situaciones que inducen la relajación. Por ejemplo, recreando (con todo el lujo de detalles que seas capaz) cómo te sentirías en una playa paradisíaca, en un bosque precioso o en un jardín. Aprenderás lo poderosa que puede llegar a ser tu mente.

La meditación consigue quizá los efectos más espectaculares en la transformación a medio y largo plazo de las maneras de pensar que causan estrés. Enseña a analizar y distanciarse de los propios pensamientos. El método más sencillo se basa en concentrarse en la respiración. Basta con practicar unos minutos en cualquier momento del día.

sufren este tipo de dificultades, las terapias físicas potencian los beneficios del ejercicio. Son, de hecho, un complemento al que muchos deportistas recurren con frecuencia para cuidar su condición física.

HAZ UN EJERCICIO APROPIADO PARA TI

Pero quiero subrayar, para las personas que presentan más resistencia a hacer ejercicio físico, a las que sencillamente no les gusta el deporte, que para adelgazar no hace falta practicar con mucha intensidad. Es suficiente con caminar, pasear a un ritmo adecuado, con un calzado apropiado y por un camino seguro, sin riesgos. Eso sí, durante un mínimo de 30-35 minutos al día y 3-4 días a la semana. Y si no es caminar, la natación es una opción excelente. O bailar. Siempre hay una opción que pueda resultar interesante, cómoda y agradable. Porque si la actividad que eliges no te gusta, la vas a abandonar con toda seguridad.

Por otra parte, hay que ejercitarse teniendo en cuenta las propias condiciones. Nunca tenemos que llegar a sentirnos asfixiados o provocarnos molestias por un exceso de esfuerzo.

Las terapias físicas son suaves, seguras y prácticamente no presentan contraindicaciones. Pueden beneficiarse de ellas, por tanto, todas las personas interesadas, con muy pocas excepciones.

A continuación explicaremos las características de las principales terapias físicas que resultan útiles ante el sobrepeso. Todas son apropiadas, pero un médico puede recomendar la más indicada a cada paciente, después de valorar sus necesidades individuales.

■ PRUEBA LA REFLEXOTERAPIA

En el cuerpo existen multitud de zonas desde donde se puede actuar sobre los órganos internos. A través de los pies podemos estimular el metabolismo y la relajación.

La reflexoterapia podal consiste en un masaje en los pies que se realiza teniendo en cuenta que los órganos internos –por ejemplo, los digestivos y los depuradores– pueden ser estimulados al incidir en las zonas de las plantas de los pies que les corresponden.

Los efectos son posibles porque existen vías de comunicación muy complejas –muchas todavía no se conocen bien– entre las distintas partes del cuerpo.

Resulta muy relajante, por lo que es muy adecuado para controlar el hambre que se transforma en ansiedad. Además del masaje profesional, es posible realizarse un masaje de pies casero como parte de un ritual para controlar el apetito y relajarse. ¿Qué tal si pruebas a hacerte un masaje si te ataca el hambre después de cenar?

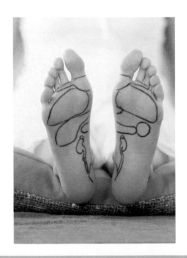

DRENAJE LINFÁTICO

Es la terapia física que más se asocia con el adelgazamiento. Es realmente muy eficaz. De hecho, es imprescindible para tratar la retención de líquidos. En el masaje de drenaje linfático se consigue –mediante manipulaciones manuales muy precisas y que siguen determinadas rutas fisiológicas, bien conocidas en medicina– empujar los líquidos corporales de manera que su eliminación resulta mucho más sencilla. Como es sabido, al eliminar líquido se pierde volumen y peso. Y los resultados del masaje se pueden comprobar casi inmediatamente.

Existen distintas técnicas de drenaje linfático –Vodder o Leduc, en función de la formación y las preferencias del terapeuta–, pero todas funcionan y son recomendables por igual.

Lo que es importante es asegurarse de que el profesional que elegimos tiene la formación adecuada, que se puede acreditar con el título de fisioterapia o de una escuela reconocida de terapias manuales y naturales. Este consejo también es válido para el resto de tratamientos corporales que explicamos en estas páginas. Si sigues tu dieta con la ayuda de un dietista-nutricionista es muy probable que te pueda orientar para contactar con los profesionales bien cualificados en cada disciplina.

Cuando se realiza bien, el drenaje linfático resulta muy suave, agradable y relajante. De hecho, no es extraño que el paciente se duerma en la camilla. El masaje, que nunca es doloroso, comienza con técnicas que se aplican a la altura del cuello y continúan por el abdomen y las extremidades. Es un masaje largo (uno muy completo puede llegar a los 90 minutos, aunque en general es suficiente con una hora), con una cadencia bien pensada en que determinadas manipulaciones se van repitiendo. Para conseguir los mejores resultados se necesitan dos sesiones semanales al inicio del tratamiento para luego hacerlas quincenales y después mensuales de mantenimiento.

MASAJE ANTICELULÍTICO

El drenaje linfático se presenta a menudo como una terapia eficaz tanto para la obesidad como para la celulitis. Pero el sobrepeso y la celulitis son problemas distintos que no siempre van unidos. Se puede estar obeso sin celulitis o sufrir este problema sin tener un exceso de kilos.

En el masaje que puede considerarse específicamente anticelulítico se aplican técnicas del drenaje linfático junto con otras manipulaciones más intensas –pinzados y amasamientos, entre otras– que ayudan a disolver los nódulos de celulitis. Una de estas técnicas específicas es la aplicación de ventosas, que aumentan la circulación en la zona que se trata y cuya fuerza ayuda a desfibrosar los tejidos.

Aunque es muy útil, no se pueden esperar milagros de los masajes anticelulíticos en los casos más agudos. En estas situaciones, no recomendaría acudir a la liposucción para conseguir una pequeña pérdida de peso, porque el tratamiento puede resultar agresivo y no está libre de efectos secundarios y posibles complicaciones. Las cirugías deben reservarse para los casos graves de obesidad que no pueden resolverse de otra forma.

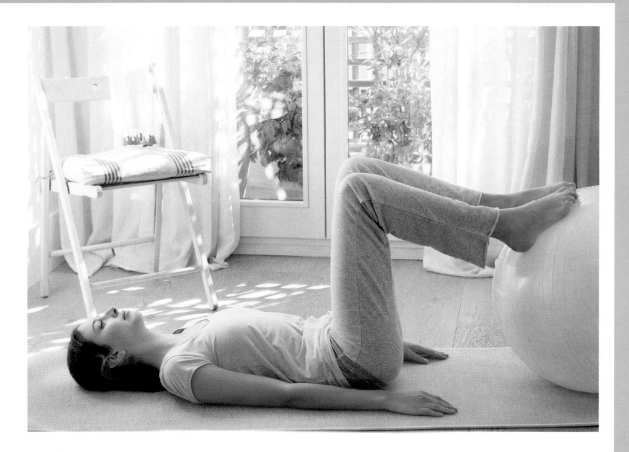

YOGA (HATHA YOGA)

Aunque no se puede afirmar que el yoga por sí mismo consiga una pérdida de peso, sí es cierto que su práctica ayuda mucho a disfrutar de un estado de ánimo relajado y sereno. Por eso puede ser muy útil en el control del hambre y de la ansiedad que provoca. Está, pues, especialmente indicado en las personas que se sienten nerviosas, inquietas. Actualmente existen muchos estilos diferentes de yoga. Yo recomendaría el hatha yoga clásico, que incorpora técnicas respiratorias por sus efectos antiestrés. Dentro del yoga hay posturas exigentes, pero nunca hay que obligarse, nunca hay que llegar a sentir dolor. Cada uno llega hasta donde puede y elige las posturas que son adecuadas. Un buen profesor de yoga tendrá en cuenta las condiciones del practicante.

MÉTODO PILATES

Esta técnica refuerza especialmente la zona del abdomen, tonifica la musculatura de todo el cuerpo –algo muy apropiado cuando se está adelgazando– y consigue una buena armonía corporal. Es una disciplina muy interesante, sobre todo porque se realiza bajo la supervisión cercana, individualizada, del entrenador (por eso, si 20 personas practican con un solo monitor, ese no es un buen Pilates).

ACUPUNTURA

Esta milenaria técnica de la medicina tradicional china que actúa sobre la energía vital del organismo sirve para estimular el metabolismo de una manera natural y suave (las agujas solo penetran unos milímetros y no producen dolor). De esta manera puede ayudar a favorecer la pérdida de peso. También está indicada para frenar la ansiedad y el hambre. Con la acupuntura, como con el resto de terapias, hemos de comprobar los resultados a las 4-5 semanas de tratamiento. No tiene sentido esperar mucho más. Unas personas son más sensibles que otras al efecto de cada terapia.

EL DRENAJE LINFÁTICO ES EL MASAJE QUE MÁS TE CONVIENE

■ ALIGERA Y DESINTOXICA

El drenaje linfático, desarrollado por el fisioterapeuta y filósofo Emil Vodder en 1932, consiste en aplicar suaves manipulaciones con las que se estimula el sistema linfático, ayudando al cuerpo a canalizar la linfa, un líquido transparente cargado de sustancias de desecho (proteínas, grasas, bacterias...). El drenaje conduce la linfa hacia los centros depuradores del organismo, los ganglios linfáticos. Se trata, pues, de un masaje muy sutil destinado a movilizar el líquido de nuestro cuerpo y que facilitará una pérdida de volumen corporal y de peso.

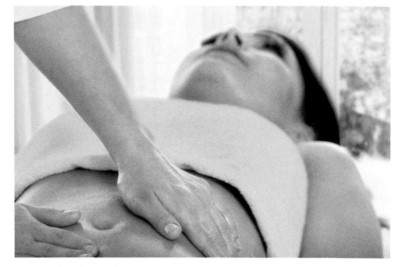

Un masaje sobre los intestinos. Una parte del drenaje linfático manual tiene lugar en el abdomen, donde el terapeuta empuja en el mismo sentido que siguen los alimentos por el tubo digestivo.

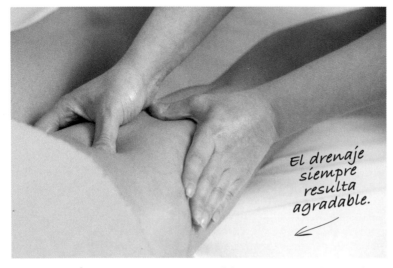

El drenaje siempre resulta agradable.

Caricias muy lentas y suaves. Las manos del terapeuta empujan muy lentamente la linfa hacia el centro del cuerpo. Para ello realizan una presión muy ligera sobre la piel. No se utilizan aceites.

■ EMPUJA EL LÍQUIDO HACIA EL CENTRO

Para favorecer la eliminación de líquidos y prevenir o tratar la celulitis, el drenaje linfático puede actuar sobre la zona de las ingles (donde se encuentran importantes cadenas ganglionares) e ir descendiendo hasta los pies. Pero es un masaje con una dirección centrípeta: las manipulaciones (la dirección de las manos) empujan siempre hacia el centro. Son los llamados «movimientos dadores», que se repiten varias veces sobre la misma zona, dejando un momento de reposo para que los vasos linfáticos se llenen y la linfa suba hacia los ganglios inguinales.

■ TRABAJA A FONDO SOBRE CADA EXTREMIDAD

El terapeuta conoce perfectamente por dónde se mueven los líquidos corporales bajo la piel. Por eso los empuja suavemente hacia los canales que los llevan a los ganglios y de allí hasta los órganos de depuración y eliminación en el centro del abdomen.

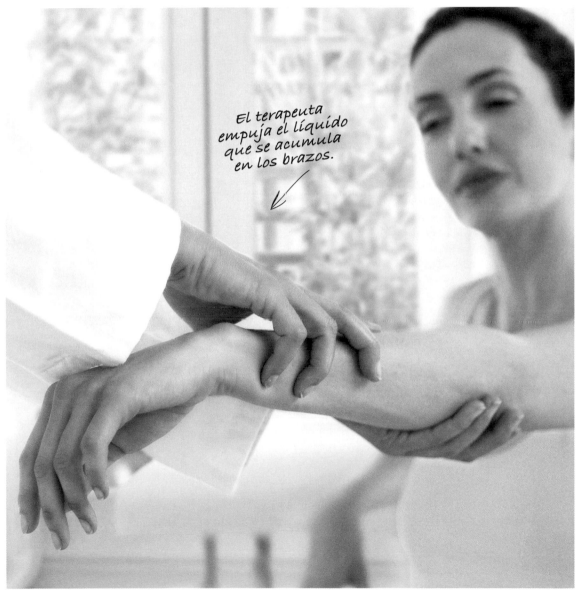

El terapeuta empuja el líquido que se acumula en los brazos.

Masaje de los brazos. El drenaje de las extremidades superiores tiene el mismo objetivo que en las piernas: llevar la linfa, el líquido, hacia los ganglios. El ambiente durante el masaje debe ser cálido y tranquilo. Aunque es un tratamiento muy suave, puede estar contraindicado en caso de hipotensión o de insuficiencia cardiaca.

UN MASAJE ANTICELULÍTICO EN CASA, PASO A PASO

◼ ALIGERA Y MOLDEA TUS PIERNAS

Antes de empezar, procura que el ambiente sea muy tranquilo, sin ruidos estridentes ni luces directas. La temperatura debe ser adecuada para no pasar frío. En estas condiciones, el cuerpo estará relajado y no opondrá resistencias a los masajes que te vas a dar. El objetivo es movilizar los líquidos y actuar sobre los acúmulos de grasa que pueden dificultar su circulación y dar lugar a la celulitis. Puedes comenzar por las piernas, cerca de las ingles. Debes repetir varias veces cada ligera presión efectuada con los dedos. Debes hacer una pausa entre serie y serie de caricias para que la linfa vuelva a inundar el tejido.

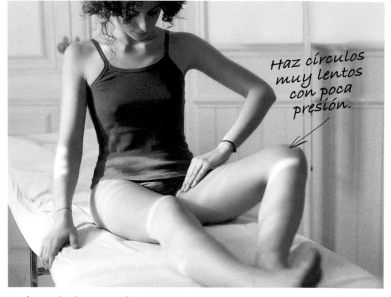

Haz círculos muy lentos con poca presión.

1 **Tumbado o sentado,** como más cómodo te encuentres, empieza a hacer el drenaje en la ingle y desciende hasta los pies, pero, recuerda, los dedos deben empujar hacia arriba, hacia el corazón.

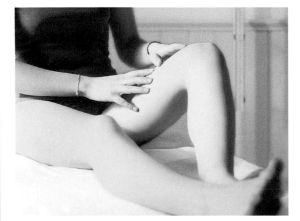

2 **Luego pasa al muslo,** realizando fricciones muy suaves con los dedos, en sentido ascendente, como si te estuvieras acariciando. Tienes que empujar la piel lo justo para que forme una pequeña ola que avanza.

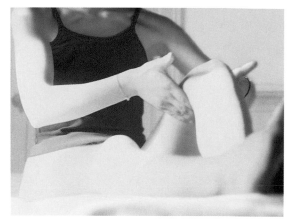

3 **Presta especial atención** a la zona posterior de la rodilla, en la zona poplítea. Repásala varias veces y lleva la linfa hacia el centro de la cara posterior del muslo, empujándola hacia el glúteo.

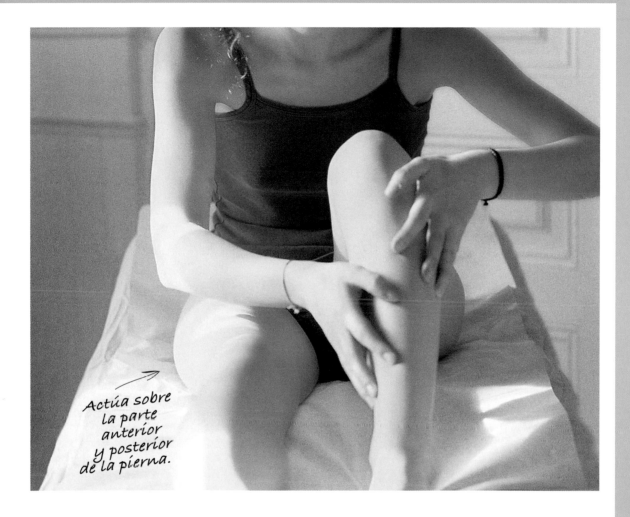

Actúa sobre la parte anterior y posterior de la pierna.

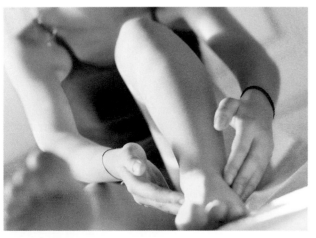

4 **Sigue pierna abajo,** sin amasar la pantorrilla. Debes ejercer la presión suficiente para hundir los dedos –puedes juntarlos– unos milímetros. Haz recorridos cortos, hasta el límite que te marca la flexibilidad de la piel al formar la ola.

5 **Con los dedos, traza círculos** en las zonas blandas pre y retro maleolar de los pies. Ahí es donde se acumula más líquido cuando se te hinchan. Puedes repetir los masajes, ahora desde los pies hacia las ingles.

PLANTAS QUE APOYAN TU DIETA

Si retienes líquidos, te notas hinchado o pasas hambre al hacer dieta, las infusiones de plantas medicinales te ayudarán a superar las dificultades. Elige las que más te gusten o aquellas que posean las propiedades adecuadas para el problema que quieras solucionar. Se pueden tomar solas o hacer mezclas para conseguir mejores resultados.

● Las plantas medicinales por sí solas no pueden hacer que pierdas peso como por arte de magia, pero son un complemento seguro a la dieta y el ejercicio físico. Elige las que más te convengan según tu problema – combatir la retención de líquidos, la hinchazón o quemar grasa, por ejemplo–, y tómalas solas o combinadas entre sí. Puedes beber de 1 a 3 vasos diarios de infusión o decocción, media hora antes de las comidas. Si sufres alguna enfermedad, estás embarazada o dando el pecho, o tomas algún tipo de medicamento, consulta antes con tu médico si puedes tomarlas.

¿RETIENES LÍQUIDOS?

Es una sensación un tanto incómoda para quien la sufre a menudo, y también uno de los motivos más comunes que llevan a muchas personas a ponerse a dieta, ya que creen que la hinchazón es por exceso de grasa, cuando en muchos casos no es así. Un motivo frecuente de hinchazón es la retención de líquidos. Aunque parezca contradictorio, aumentar la ingesta de líquidos ayuda a reducirla. Y si estos son infusiones, pueden conseguir efectos aún mayores.

Cola de caballo. Su consumo estimula la producción de orina y la eliminación de toxinas del organismo. Por ello resulta muy útil en caso de retención de líquidos, exceso de ácido úrico y enfermedades reumáticas y del aparato urinario. Por su contenido en potasio, evita el cansancio que provocan otros diuréticos. Se puede tomar en infusión simple o combinada con plantas de efectos afines, como diente de león, barbas de maíz, abedul...

Para prepararla, hierve 1 taza de agua, añade 1 cucharadita de cola de caballo, hierve 1 minuto y deja reposar 5 más. Filtra la preparación y endulza a tu gusto. Puedes tomar 3 tazas al día.

Diente de león. Amargo, diurético y protector del hígado, sus hojas

■ ¿INFUSIÓN O DECOCCIÓN?

La diferencia está en la forma de preparación, cuyo objetivo es extraer las sustancias activas de las plantas.

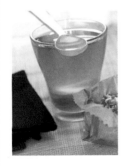

Infusión. Se realiza vertiendo agua hirviendo y dejando que repose tapada entre 2 y 5 minutos. Luego se filtra y se edulcora si se desea. Se recurre a ella, sobre todo, cuando la parte que se consume son las flores o las hojas.

Decocción. Se pone la planta en agua fría, se lleva a ebullición y se cuece entre 2 y 10 minutos en función de la planta. Se usa con hojas gruesas, tallos y raíces, que necesitan cocerse para liberar sus principios activos.

Los efectos
de las plantas
medicinales
más comunes
son suaves
y seguros.

■ PAREJAS MÁS EFICACES

Combinar varias plantas permite potenciar los beneficios de cada una, mejorar su sabor o equilibrar sus propiedades.

Rooibos + vainilla. El aroma de la vainilla tiene la propiedad de frenar el hambre, y el té rooibos, además de ser mineralizante, ayuda a mejorar la digestión y evita la hinchazón.

Anís + hinojo. El anís es un gran aliado de la digestión (también de las temidas grasas), mientras que el hinojo tiene entre sus principios activos sustancias como el anetol, que reducen la hinchazón.

Hierbabuena + té verde. La hierbabuena también es una buena estimulante de los jugos gástricos, de ahí que sea de ayuda para asimilar los alimentos. Además, tiene propiedades relajantes, por lo que puede calmar la ansiedad por comer. El té verde es una bebida muy digestiva que estimula el metabolismo, a la vez que favorece la eliminación de líquidos.

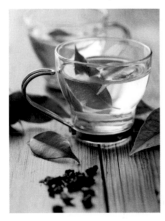

combaten el sobrepeso por retención de líquidos. Activa la función de los riñones. Por otro lado, por su efecto colerético (estimula la producción de la bilis), se considera un aliado de la función hepática, lo que favorece la depuración del organismo.

Se toma la decocción, el jugo de la raíz fresca, en extracto líquido, tintura y cápsulas. Las hojas también se pueden consumir frescas en ensaladas y con ellas se preparan cataplasmas para la piel. Para personas con estómagos delicados se recomienda asociarlo a plantas con fibra soluble que limpian y desinflaman la mucosa digestiva. Evítalo en caso de sufrir obstrucción de las vías biliares.

Té verde. Sustancias como la teofilina y la cafeína ayudan a eliminar líquido. Además, el té verde es especialmente rico en polifenoles y en taninos. Por un lado, estimulan la combustión de las grasas y ralentizan la absorción de ciertos nutrientes como los azúcares y los lípidos. Además, la presencia de la teína ayuda a que la grasa presente en el organismo se descomponga en elementos más simples que pueden ser «quemados» con más facilidad. Tómalo fuera de las comidas para que sus taninos no interfieran en la asimilación de minerales como el hierro.

Ulmaria. Es una gran aliada frente a la retención de líquidos por su alto poder depurativo y diurético. No debería faltar en tu estrategia para perder algunos kilos. La puedes tomar en infusión, mejor junto a plantas que refuercen su acción, como barbas de maíz, abedul, hinojo o grosellero negro.

Centella asiática. Es diurética, activa la circulación sanguínea y combate la celulitis. Puedes preparar sus flores en infusión. Combina bien con ortiga, diente de león y anís verde. Puedes tomar hasta 3 tazas al día y recurrir al masaje con pomada 2 veces al día.

Vara de oro. Es una hermosa planta, propia de bosques y prados húmedos de montaña. Se revela como un apoyo de primer orden para combatir la retención de líquidos y como ayuda para tratar de corregir la hinchazón que provoca. También está indicada en el tratamiento de las infecciones en el tracto urinario, para aliviar el dolor en reumatismos y ataques de gota, y para estimular la eliminación por la orina de los excesos de ácido úrico.

Tómala en infusión, hasta 3 tazas al día, en ayunas. Se encuentra también en tintura, extracto líquido y cápsulas. En decocción se puede aplicar por vía tópica y también en forma de baños y en compresas.

En caso de hipertensión o insuficiencia cardiaca o renal, debes consultar con el médico antes de tomar esta planta, para prevenir posibles descompensaciones.

Maíz. La infusión de sus barbas (los pelos que surgen de la mazorca) es uno de los remedios naturales más eficaces para tratar la retención de líquidos. Contribuye a eliminar la hinchazón que se suele producir en los días previos a la menstruación. Se pueden tomar 3 infusiones al día, o de 5 a 10 ml de tintura, también 3 veces al día.

SI NECESITAS QUEMAR GRASA

Sabemos que la grasa corporal es necesaria para que nuestro cuerpo realice ciertas funciones, que absorba vitaminas, etc. Pero ¿quién la quiere en la barriga, las nalgas o las cartucheras? Gracias a la ciencia, hoy sabemos que existen plantas que contribuyen a mantener la

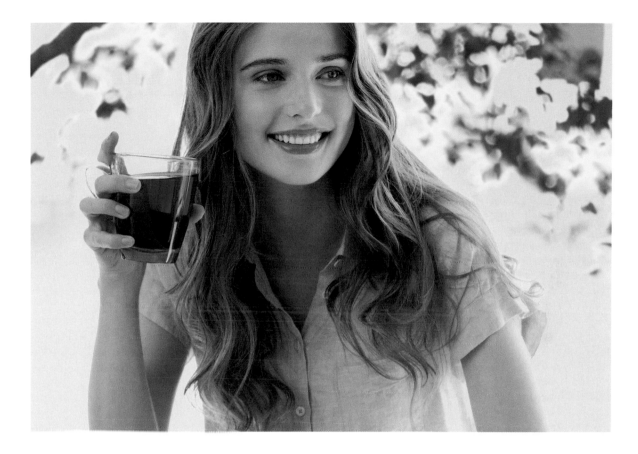

El té rojo posee un suave efecto estimulante que lo hace ideal para sustituir el café de la sobremesa. Con clavo y canela multiplica su efecto beneficioso sobre el metabolismo.

figura esbelta al evitar que la grasa se instale en nuestras zonas más conflictivas o quemando la que ya se ha hecho fuerte allí.

Café verde. Contiene ácido clorogénico, que mejora la combustión de grasa y resulta saciante, lo que facilita la pérdida de peso. Tomar 1 o 2 tazas de este café sin tostar en lugar del negro acelera la transformación de la grasa en energía, contribuye a la eliminación de líquidos y es más saciante. Eso sí, resulta más amargo.

Fucus. Para saciarte más y ayudarte a comer algo menos también puede serte útil el fucus, un alga rica en mucílagos y un buen remedio de herbolario frente al sobrepeso. Por su contenido en yodo estimula la actividad de la glándula tiroides (evítala si sufres hipotiroidismo), e incrementa la quema de las grasas. Se hace una decocción con los tallos y las hojas, con menta o hinojo. Puedes tomar 4 tazas diarias, o 40 gotas de extracto líquido antes de las comidas principales.

Judía. Se utiliza su vaina, que por sus componentes reduce la absorción de los carbohidratos y tiene cierto efecto diurético. Se Pueden tomar 2 o 3 tazas al día de las vainas secas en infusión. También se consume en polvo, en extracto líquido y en tintura (50 gotas disueltas en agua, en 3 dosis diarias). No tiene efectos secundarios, pero si te estás medicando con fármacos diuréticos, conviene que consultes con el médico antes de tomarla.

Plantas como *Garcinia cambogia* o *Gymnema sylvestris*
sirven para aplacar el apetito, especialmente por los dulces.
Por su parte, el té verde mejora la digestión de las grasas.

Té rojo. Además de un estimulante suave, el té pu-erh o rojo destaca por sus virtudes depurativas. Mejora la digestión, activa el metabolismo hepático y refuerza el sistema inmunitario. Puedes tomarlo con clavo y canela para multiplicar su efecto. Para prepararlo, vierte ½ litro de agua recién hervida sobre 3 cucharaditas de pu-erh, ½ ramita de canela, 1 clavo de especia y la corteza de una naranja. Con 2 o 3 minutos de reposo, obtienes una bebida aromática y estimulante. Si la dejas reposar más, adquiere un sabor terroso y la cafeína se reduce. Endúlzala con miel o jarabe de arce, si lo deseas.

CON EFECTO ANTIPICOTEO
Hay plantas que proporcionan una especial sensación de saciedad. Si las tomas, podrás poner freno a esos ataques de hambre que tanto cuesta controlar en tu día a día y que pueden boicotear tu dieta:
Garcinia. Es probablemente la planta para adelgazar más famosa por su capacidad para mejorar el control del apetito. El efecto saciante se debe a su contenido en ácido hidroxicítrico, que reduce la ansiedad por el dulce y aumenta la termogénesis (combustión de las grasas). Los preparados comerciales a base de esta planta (*Garcinia cambogia* o tamarindo malabar) pueden tener calidades diferentes. Elige aquel que contenga al menos un 50% de extracto puro de garcinia y toma dosis de unos 500 mg diarios (se toman 1 o 2 cápsulas antes de las comidas, acompañadas de agua o zumo de frutas). En Asia se consume la pulpa fresca, pero en Europa es difícil de conseguir.

Gymnema. *Gymnema sylvestris* es una especie de planta trepadora, leñosa y de hoja perenne que procede de Asia. Contiene ácidos gimnémicos, antroquinonas y saponinas. Su principal virtud es que, una vez tomada, reduce de forma notoria el deseo de ingerir más sustancias dulces, por su gran similitud con las moléculas de glucosa; al mismo tiempo, bloquea parcialmente la absorción de azúcares.

Se utiliza también en el tratamiento de la obesidad y el sobrepeso. Puedes tomar 1 o 2 tazas diarias de la infusión de las hojas secas, generalmente asociadas a otras plantas medicinales que complementen su acción. Es preferible que consultes con el médico antes de iniciar cualquier tratamiento con ella, sobre todo si sufres diabetes de tipo I.

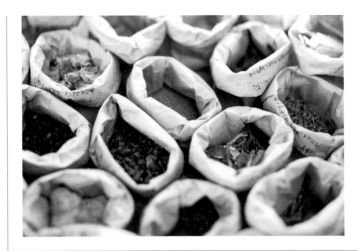

■ COMBINACIÓN IDEAL

Una de las fórmulas tradicionales de herbolario para perder peso es la siguiente:

Ingredientes: fruto de tamarindo, hojas de grosellero negro, hojas y flores de ortosifón, hojas de alcachofera y flores de pasiflora a partes iguales (puede añadirse algo de anís estrellado para mejorar el sabor).

Preparación: se añade 1 cucharada rasa de la mezcla por vaso de agua. Se hierve 2-3 minutos –o se mantiene en maceración toda la noche–, se cuela y se beben varias tazas de esta preparación a lo largo del día.

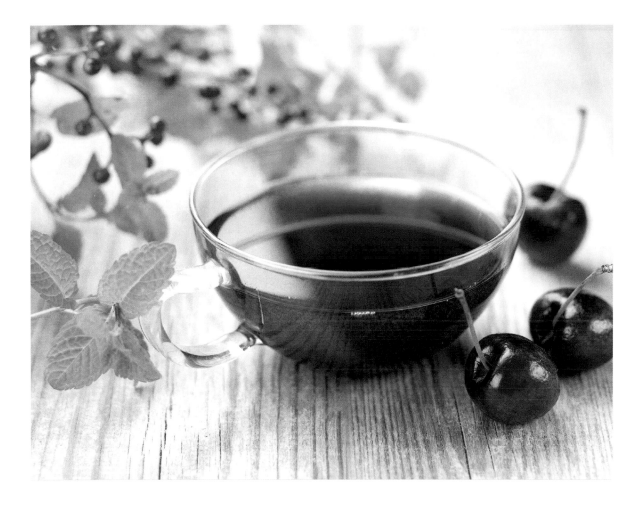

REDUCE LA «HINCHAZÓN» DEL ABDOMEN

Además de la retención de líquidos, otra causa de que el abdomen parezca abultado son los gases. Conforme el organismo va digiriendo los alimentos, sobre todo si son ricos en fibra o en azúcares, se pueden ir acumulando gases en los intestinos. En muchos casos esto produce hinchazón abdominal y puede incluso generar cólicos y retortijones muy molestos e inoportunos. A veces los gases se asocian a estreñimiento, pero también determinadas intolerancias alimen-

tarias, no masticar suficientemente los alimentos, las bebidas carbonatadas, una mala absorción de los nutrientes o el consumo de algunos fármacos pueden causar gases o flatos. Por suerte, la fitoterapia cuenta con un rico elenco de plantas con virtudes carminativas (así se llama a aquellas que facilitan la digestión y reducen los gases), en especial de la familia del anís —umbelíferas— y de la menta –labiadas–.

Alcaravea. Su nombre científico es *Carum carvi*, y se trata de una planta de montaña que también se cultiva en huertos y viveros. Es muy

aromática debido a la presencia de aceites esenciales, que poseen propiedades digestivas y carminativas. Ayuda a eliminar gases, a reducir flatulencias, a calmar espasmos gastrointestinales y a normalizar la digestión. La planta seca se puede preparar en infusión –1 cucharadita por taza– o bien en combinación con otras de acción carminativa. En tintura, tómala disuelta en agua (50 gotas diarias repartidas en 3 dosis). En polvo, puedes añadirla como condimento a tus recetas (les otorgará un sabor anisado, ligeramente cítrico y picante).

RELÁJATE Y «PICARÁS» MENOS

La ansiedad y el hambre son sensaciones que se confunden y que se alimentan mutuamente. Si aprendes a relajarte, te sentirás mejor, a la vez que dominarás el hambre. Proponemos una sesión para reconocer cómo se manifiesta la tensión en tu cuerpo y en tu mente, y cómo puedes deshacer esas tensiones con la ayuda de una simple pelota.

● Te conoces bien y sabes que cuando te invade la ansiedad por comer acabarías devorando cualquier cosa. ¿Qué haces en esos momentos? ¿Alejarte de la nevera sin más? Si no consigues relajarte de verdad, te ocurrirá como al fumador que se reprime las ganas unas horas y al final enciende un pitillo detrás de otro. Lo que queremos decir con esta analogía es que si la estrategia para combatir esa ansiedad por comer no es la correcta, te aguantarás un rato, pero al final comerás sin control. Por ello, cuando sientas que la ansiedad domina tu deseo por la comida, te puede ayudar mucho saber cómo relajarte.

CONÓCETE UN POCO MEJOR
Relajarse no resulta a menudo tan sencillo como nos gustaría. Los nervios se imponen y nos arrastran. Para controlarlos, tienes que reconocer los síntomas de ansiedad y, después, llevar conscientemente tu cuerpo hacia la relajación. Gracias a la sesión que proponemos conseguirás hacerlo en poco tiempo y en cualquier situación.

Lo primero que debes hacer es descubrir el origen de tu nerviosismo. El estrés puntual es un factor de supervivencia en situaciones de alarma o peligro. Nos ayuda a mantenernos en acción y a salir de nuestra zona de confort, a relacionarnos con el entorno y con el resto de personas. Un poco de inquietud forma parte de la vida y puede ser beneficiosa. Otra cosa es el estrés mantenido en el tiempo: en esos casos, la sobreestimulación y la imposibilidad de desactivar las respuestas automáticas causan unos síntomas que nos merman física y mentalmente, como contracturas musculares, falta de concentración, sensación de falta de aire, desasosiego y... hambre. El estrés es una reconocida causa de obesidad.

Nuestras respuestas al estrés diario comienzan a ser desproporcionadas cuando hay una acumulación de tensión en los músculos y en todo nuestro organismo. Necesitamos liberarnos de esta tensión física, y el primer paso es reconocerla. Podemos hacerlo dirigiendo la atención al interior del cuerpo,

■ LA PELOTA ANTIESTRÉS

Consigue una pelota. La mayoría de los músculos tienen una disposición longitudinal, pero hay zonas donde se concentran transversalmente fibras y tejido conectivo. Trabajarlas con una pelota las suelta y produce una relajación general. Elige una pelota que sea hinchable, de goma blanda y de unos 18 cm de diámetro (sin hincharla del todo).

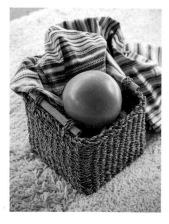

■ UN AUTOMASAJE EN EL SACRO QUE LIBERA LA TENSIÓN

La parte baja de la espalda es una zona donde se acumulan multitud de tensiones de la vida cotidiana y que tiende, por ello, a desarrollar rigidez y a producir dolores que pueden ser limitantes.

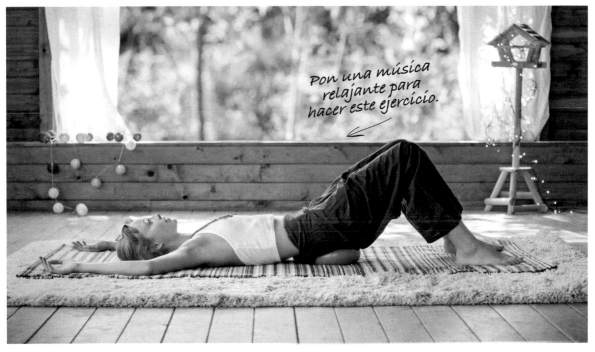

Pon una música relajante para hacer este ejercicio.

Relaja la pelvis y el sacro. Coloca la pelota justo debajo del sacro, sin que importe si se mueve hacia uno u otro lado. No hagas nada, simplemente deja caer el peso, pero no comprimas conscientemente. Comienza a bailar y a moverte con la música desde esta posición, lentamente y con suavidad. Y si no te apetece moverte, tan solo concéntrate en tu respiración y observa con atención la pausa que existe entre la inspiración y la espiración.

explorando la relación con el entorno y las respuestas ante los estímulos externos, tomando consciencia de las sensaciones que se despiertan en nosotros. Estas son las claves para que desaparezcan los síntomas negativos que nos ha dejado el estrés y para que podamos generar la respuesta física de relajación.

EXPLÓRATE TUMBADO

• Encuentra un lugar tranquilo para tumbarte cómodamente en el suelo. Comienza por prestarle es-

pecial atención al movimiento de tu respiración, tal como se da, sin controlarla ni condicionar para nada el movimiento respiratorio.
• ¿En qué parte de tu cuerpo sientes la respiración? Nota cómo se elevan y se deprimen el abdomen y el pecho. Es posible que aprecies cómo, gracias a su elasticidad natural, la piel cede en todo el cuerpo, en respuesta al movimiento respiratorio. Incluso puedes notar cómo se relajan los huesos craneales. Siente poco a poco los delicados movi-

mientos y las sensaciones de hormigueo, la calidez y la frescura del aire al entrar y salir por tu nariz... o por tu boca, en caso de que respires por ella. Toma conciencia del ritmo respiratorio. ¿Es pesado, liviano, intermitente, restringido? Advierte la calidad de tu respiración, así como las muchas respuestas que trae aparejada como resultado de la atención que le prestas.
• ¿Adviertes alguna molestia o dolor? Puedes percibir imágenes, recuerdos, emociones, pensamien-

■ DESBLOQUEA Y LIBERA LA ZONA DEL PECHO

En esta zona es muy importante que, si es necesario, adaptes el tamaño y la blandura de la pelota para no aumentar la tensión que se pueda crear en la zona del cuello al hiperextenderlo.

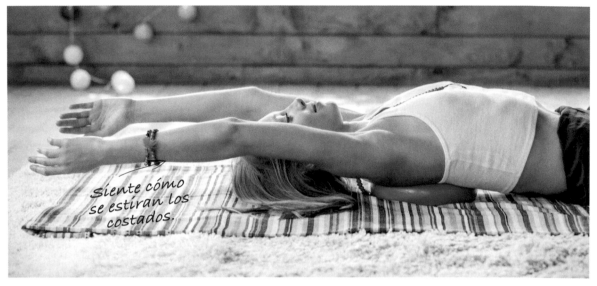

Siente cómo se estiran los costados.

Para hacerlo bien, lo importante es dejar caer totalmente el peso sobre la pelota. Lleva los brazos hacia atrás para abrir la caja torácica. Si lo deseas, comienza a moverte lentamente con la música desde esta posición. Si permaneces quieto, concéntrate en la respiración y ten en cuenta la pausa. Disfruta del ejercicio y no fuerces nada, deja que ocurra, suelta.

■ DESTENSA EL CUELLO

Siente cómo se relaja la zona cervical, donde suele acumularse tensión cuando se tiene ansiedad.

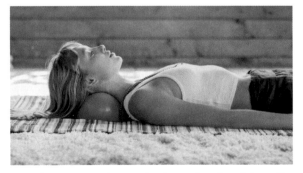

Concéntrate en soltar todos los músculos del cuello, lentamente… Realiza movimientos muy leves con la cabeza. Deshincha un poco la pelota si es necesario.

■ RELAJA TU ROSTRO

La cara es el espejo del alma: en ella se reflejan una buena cantidad de las tensiones que acumulamos.

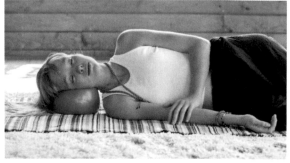

Distiende la musculatura de la cara. Con los ojos cerrados, incide con la pelota en la zona de la mandíbula. Seguramente la sentirás rígida al principio.

■ DEJA QUE TU MENTE DESCONECTE

Coloca la pelota bajo las costillas altas, casi en la axila. Apoya la cabeza sobre el brazo estirado, sin forzar la posición. Busca la comodidad.

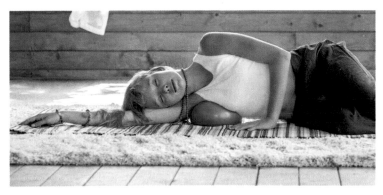

Libera tu respiración y deja que el peso de la parte superior de tu cuerpo repose sobre la pelota sin que intentes sostenerte. Realiza movimientos muy suaves con la columna (imagina que la recorre una pequeña ola).

■ PARA LEVANTARTE COMO NUEVO

Para terminar, un ejercicio muy sencillo: coloca simplemente la pelota debajo de cada axila durante un minuto y respira con calma.

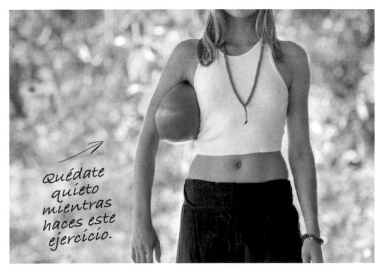

Quédate quieto mientras haces este ejercicio.

Siente la respiración en la zona que está en contacto con la pelota. Relaja conscientemente los hombros, mantenlos bajos. Después de haber trabajado las dos axilas, deja caer la pelota y da por finalizada la sesión.

tos, planes, conciencia de sonidos, temperaturas y aromas. Todo ello puede estar contribuyendo al nerviosismo o a la serenidad.

• Fíjate en las sensaciones táctiles que proceden de tu cuerpo. Siente el contacto con el suelo de la espalda, los glúteos y los muslos, las pantorrillas y los talones.

• ¿Es equilibrado el contacto de tu cuerpo con el suelo? ¿Sientes que la zona de la espalda y toda la parte posterior se convierte en un plano uniforme y equilibrado o la notas más de un lado que del otro? ¿Puedes sentir la respiración en esas áreas? ¿Eres consciente del movimiento del aire a tu alrededor y de los lugares donde toca tu piel? ¿En qué partes lo sientes más cálido y en cuál lo notas más fresco?

• Vuelve a concentrarte en la respiración, en las sensaciones que se producen al elevarse o deprimirse el abdomen o al movimiento de entrada de aire a través de la nariz. Para ayudar a la concentración, puedes concentrarte en el sonido del aire cuando «entra» (pronuncia interiormente esta palabra) y el sonido de cuando «sale». Realiza esta sencilla práctica durante unos 5 o 10 minutos.

CONECTA CONTIGO

El paso a paso que hemos explicado es realmente una técnica muy relajante que da lugar a un nueva conciencia mental y corporal. Puedes realizarla siempre que quieras y, sobre todo, antes de los ejercicios que proponemos y que te ayudarán a relajar los músculos, algo fundamental para alcanzar una verdadera relajación general.

Si practicas con frecuencia, verás cómo la ansiedad y ¡el hambre irreal! desaparecen de tu vida.

COMER CON PLENA ATENCIÓN

A menudo comemos por impulso, sin saborear los alimentos, valorarlos o apreciar su acción beneficiosa sobre el organismo. De esta manera estamos desaprovechando una ocasión única para transformar nuestra compleja relación con la comida, e, incluso, sus efectos en el cuerpo. Tómate tiempo para alimentarte y disfrutar de la experiencia.

● Dedicar un tiempo de calidad a comer no es tarea sencilla. La vida ajetreada, llena de obligaciones y de «no tengo tiempo para nada» nos conduce, a menudo, a una alimentación inconsciente: comemos casi engullendo, sin apenas percatarnos de aquello que tenemos en el plato y llenándonos el estómago mucho más de lo que necesitamos, lo que acaba al final repercutiendo tanto en la báscula como en la salud.

Con frecuencia, los kilos de más suelen combatirse practicando deporte y, sobre todo, sometiéndose a ciertas dietas que sirven para adelgazar a corto plazo pero no para mantener un peso óptimo. Una vez volvemos a nuestros hábitos alimentarios, si no hemos conseguido conectar la comida con las emociones y las actitudes vitales, recuperamos el peso perdido y algo más. Comer de manera consciente sig-

nifica responsabilizarse de cómo, qué y por qué comemos. Se trata de adquirir más inteligencia emocional, de saber interpretar cómo nos sentimos y de reaprender a comer escuchando a nuestro organismo. Para ello es necesario tomar distancia y alejarnos del impulso, a fin de poder recapacitar. Y es ahí donde entra en juego la atención plena.

ALIMENTACIÓN CONSCIENTE

El *mindfulness* aplicado a la alimentación te permite encontrar ese espacio necesario para detenerte a pensar en lo que comes. Consiste en meditar cada día unos breves minutos (tal vez antes de sentarte a la mesa), lo que te permite crear esa separación necesaria entre el estímulo que te lleva a comer y la acción de llevarte los alimentos a la boca.

Tenemos un cerebro sumamente plástico, y se ha comprobado que bastan ocho semanas de meditación para aumentar la corteza prefrontal del cerebro, relacionada con las habilidades de inteligencia emocional esenciales para reconectar emoción con estómago.

■ COMO SI FUERA LA PRIMERA VEZ

Intenta tomarte tiempo para realizar este ejercicio que te va a desvelar muchas cosas sobre ti y la comida que comes.

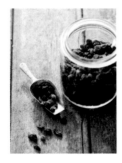

Toma un puñado de pasas y colócalas en la palma de la mano. Elige cualquiera de ellas, aquella en que te fijes por cualquier razón, y durante unos minutos observa su aspecto: color, forma, tamaño... Cógela para tocarla, ol-

fatearla... Luego cierra los ojos, llévatela a la boca y mastícala poco a poco para deleitarte con su sabor. Intenta descubrir todos los matices. Al final, ingiérela siendo consciente de las sensaciones. Disfrútalas lentamente.

Al comer con los sentidos, aprecias el sabor de los alimentos y evitas tomarlos compulsivamente.

Intenta llevar una vida lo más tranquila posible. El estrés y la ansiedad son enemigos de la alimentación consciente y te hacen consumir lo que sea sin tener en cuenta las consecuencias.

Una manera sencilla de comenzar a crear ese espacio es, simplemente, al llegar a casa cansado, estresado tras el trabajo y con ganas de comer algo, tomar un vaso de agua. Funciona como barrera física, rompe con las preocupaciones que llevas en la cabeza, crea ese espacio necesario para detener el impulso. Te devuelve al aquí y al ahora.

APRENDE A ESCUCHARTE

La alimentación *mindful* te servirá para aprender a escucharte, a reconocer el hambre real y saber cuándo estás saciado. Se trata de que la decisión de comenzar a comer – y también la de parar– sea consciente. Así pues, lo primero es que identifiques si realmente tienes hambre física, que suele manifestarse con ruidos, pequeños calambres en el estómago o ligeros mareos. Luego, debes aprender a saber cuándo dejas de tenerla. El 90% de las veces acabamos el plato por querer verlo vacío. Además, el cerebro está programado para hacer acopio de calorías, y es importante romper esta dinámica. Tu inconsciente tiene que aprender que, si ya tienes suficiente, no tienes por qué acabarte todo el plato. Así, empieza por servirte raciones más pequeñas. Y no comas sin hambre. Si a la hora de la cena, un día, esporádicamente, no tienes hambre, no cenes (pero no lo conviertas en una costumbre). Tampoco te «fuerces» a dejar de comer. Es decir, puedes comer mientras tengas hambre –de verdad– y fuerza de voluntad suficiente para detenerte una vez te sacies.

La finalidad del *mindful* nutricional es solamente provocar un cambio de actitud frente a lo que tienes en el plato. Por ejemplo, un problema habitual es que si comes a la vez que haces otras cosas (por ejemplo, tomas palomitas en el cine), es más difícil que escuches a tu cuerpo cuando te envía las señales de saciedad. De ahí que uno de los principios de la alimentación consciente sea que al comer, solo se coma. Esta regla significa que no debes hacerlo delante del televisor, o tampoco leyendo, por ejemplo.

PRESTA ATENCIÓN A LO QUE ESTÁS COMIENDO

Es aconsejable que no te prohíbas ningún alimento (porque las prohibiciones generan deseo), pero elige alimentos que resulten enriquecedores para el organismo y usa los sentidos para explorar, saborear. La atención consciente se puede ir entrenando en cualquier momento del

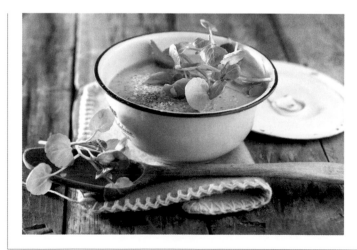

■ 4 CLAVES ESENCIALES

Introduce la atención plena en tu alimentación diaria paso a paso.

Conéctate. Toma un momento para conectar con tus emociones antes de comer.
Saborea. Disfruta de cada bocado al máximo. Prueba a cambiar los cubiertos por palillos chinos, que ralentizan todos los gestos.

Practica. Haz al menos una comida al día según los principios del *mindfulness*.
Haz ejercicio. Te relaja la mente para que puedas prestar atención. Y duerme. Así se reduce el cortisol, hormona relacionada con el estrés.

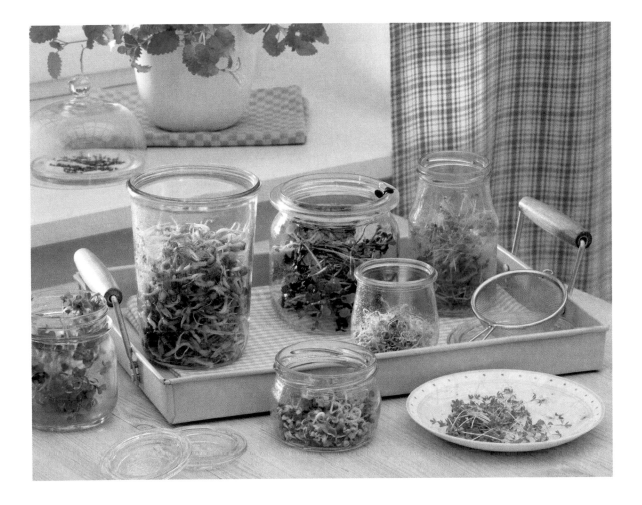

día y durante pocos minutos: mientras tomas una infusión, bebiendo a pequeños sorbos, prestando atención al sabor de un fruto seco sin tostar, o disfrutando del aroma de una fruta madura. Empieza a practicar:

Cata el agua. Es un ejercicio muy interesante. Intenta apreciar los sabores de los diferentes tipos de agua. Cada agua es distinta: dulce, amarga, ácida... Descubrir los matices despertará tu sentido del gusto.

Toma semillas germinadas. Son uno de los pocos alimentos que comemos cuando aún están vivos y que siguen creciendo en la boca. Son crujientes, frescos y proporcionan infinidad de aromas.

La esencia de la granada. Desgrana esta fruta y descubre sus pequeñas semillas para luego hacerlas estallar, una a una, en tu boca.

El aroma del pan. Deléitate con el aroma que desprende el pan. Respira profundamente y ensimísmate antes de probarlo.

PIENSA EN TODO LO QUE IMPLICA LA ALIMENTACIÓN

Comer de modo responsable también tiene que ver con tomar conciencia de la procedencia de lo que comemos y de su impacto ambiental. Lo que pones cada día en tu plato repercute, no solo sobre tu salud, sino sobre la salud y conservación del planeta. Así, pensar detenidamente en eso cuando te sientas a la mesa es otra forma de tomar conciencia de todo lo que implica la alimentación.

Por otro lado, aunque sea una vez al día, es esencial que te regales tiempo para comer, sin prisas y junto a la gente que quieres, para disfrutar de los alimentos, pero también para gozar de ese momento. No olvides que sentarse alrededor de la mesa es también un acto social.

YOGA PARA ELIMINAR TOXINAS

Determinadas *asanas*, o posturas de yoga, mueven la energía y estimulan el hígado y el resto de los órganos digestivos. Este tipo de ejercicio relajado es un apoyo eficaz a una dieta depurativa o a un programa integral de adelgazamiento. Practícalo en casa y ayudarás a tu organismo a renovarse y liberarse de toxinas acumuladas que dificultan la pérdida de peso.

● Junto a la tonificación, la depuración, o eliminación, es una de las claves de los tratamientos ayurvédicos (la medicina tradicional india) para ayudar al sistema digestivo y evitar el sobrepeso. Por su parte, el yoga (una práctica integral que une cuerpo, mente y espíritu para aumentar la vitalidad y la paz mental) puede contribuir –según la medicina tradicional china– a mejorar la eliminación de buena parte de esas toxinas acumuladas.

Esta disciplina consiste en permanecer en una determinada postura en silencio y centrarse en las sensaciones que surgen naturalmente. De esta manera, se aprende a escuchar, a esperar y a conocerse, y se alivia la tensión en ciertas partes del cuerpo. La sesión que proponemos ayuda a desbloquear el hígado y la vesícula biliar.

TÉCNICAS DE PURIFICACIÓN
El llamado «yin yoga» está ganando adeptos como práctica complementaria. Consiste en mantener las posturas de 2 a 7 minutos y trabajar los puntos que se desea.

Las posturas invertidas, las torsiones y las flexiones hacia delante reposicionan los órganos digestivos. Mantenerlas respirando profundamente es beneficioso para la digestión. Se puede respirar imaginando que se lleva el aire, la consciencia o la energía a cada órgano.

Al margen de las posturas, el yoga cuenta con un repertorio de técnicas de purificación. Son las llamadas *kriyas* o rutinas de limpieza, que ayudan al cuerpo a eliminar toxinas acumuladas. Una de ellas es la ducha nasal *jala neti*, que limpia a fondo la mucosa nasal con la ayuda de un recipiente que se conoce como *lota* y que se llena de agua salada.

Otros *kriya* son: *uddiyana bandha*, en cuya ejecución se contrae toda la región abdominal hacia atrás y se eleva hacia el esternón, lo que ayuda en la tonificación de los órganos abdominales y contribuye a eliminar toxinas acumuladas en el tracto digestivo; y *nauli*, en el que los músculos y los órganos abdominales se mueven lateral y verticalmente.

■ MASAJEA EL HÍGADO

Fricción. Se puede masajear el hígado friccionando los dos costados oblicuamente desde las axilas hacia el ombligo.

Torsiones. Todas las posturas de yoga que implican una torsión de la columna ayudan a desbloquear y purificar el hígado y la vesícula biliar, porque realizan un masaje interno a los órganos abdominales. Además, movilizan el diafragma.

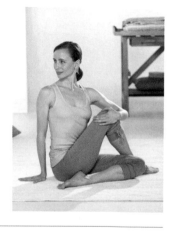

■ ABRE LAS CADERAS

Las posturas en las que se provoca una apertura de las caderas y un estiramiento de la parte externa de la zona de los muslos favorecen la función de la vesícula biliar.

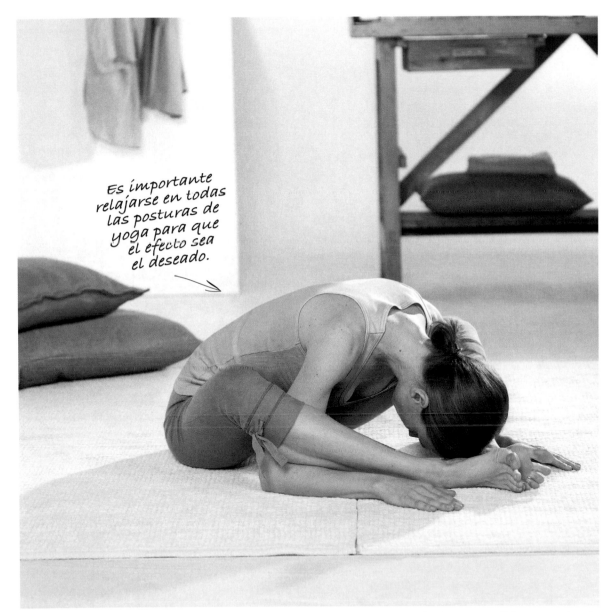

Es importante relajarse en todas las posturas de yoga para que el efecto sea el deseado.

Flexión hacia delante. Esta es una variación de la postura de la mariposa (*baddha konasana*). Siéntate en el suelo juntando las plantas de los pies lejos de la pelvis. Dóblate hacia delante desde la cadera. Mantén juntas las plantas mientras respiras suavemente. Permanece unos 3 minutos en esta postura, dejando que el peso del tronco estire la parte externa de los muslos, por donde pasa el meridiano de la vesícula biliar.

■ MOVIMIENTOS QUE FAVORECEN LA ELIMINACIÓN

Mantener unos buenos hábitos intestinales ayuda a que los productos de desecho no se acumulen en nuestro intestino y provoquen problemas. Las siguientes posturas favorecen la eliminación.

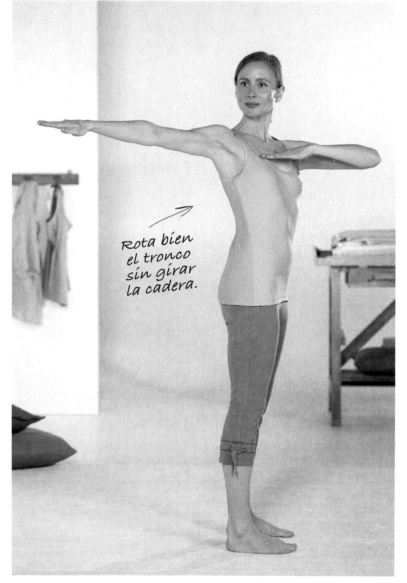

Rota bien el tronco sin girar la cadera.

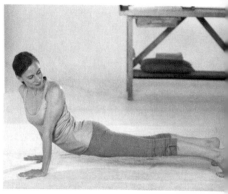

2 **Falsa flexión.** Variante de «la cobra»: con las palmas y los dedos de los pies apoyados, gira cabeza, hombros y tronco hasta ver el talón opuesto. Hazlo 4 veces.

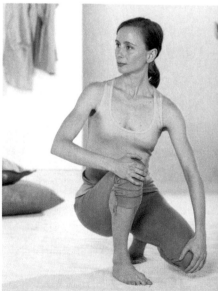

1 **Rotaciones estando de pie.** Para favorecer el avance de los desechos por el intestino delgado, extiende el brazo derecho en horizontal y dobla el izquierdo hasta que el pulgar toque la clavícula derecha. Rota el tronco llevando atrás el brazo extendido y, sin parar, vuelve a la posición inicial. Haz lo mismo hacia el otro lado. Repítelo en total 4 veces.

3 **En cuclillas,** con las manos sobre las rodillas, gira el tronco a la derecha y lleva la rodilla izquierda hacia abajo. Mira hacia atrás. Repite 4 veces por cada lado.

■ POSTURAS MÁS COMPLEJAS QUE TONIFICAN EL HÍGADO

Para que la desintoxicación sea realmente efectiva es importante favorecer la función de los órganos digestivos, sobre todo la del hígado, que es el purificador del cuerpo por excelencia.

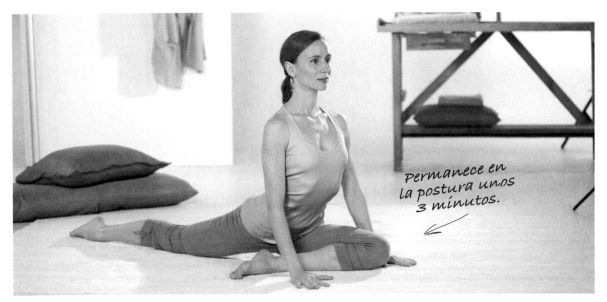

Permanece en la postura unos 3 minutos.

1 **La paloma.** La preparación para *eka pada rajakapotasana* empieza apoyándose en manos y rodillas. Lleva la rodilla derecha adelante entre las manos y coloca el pie derecho debajo del cuerpo. Extiende la pierna izquierda atrás y descansa la pelvis en el suelo. Pon las manos delante. No fuerces la rodilla. Respira profundamente. Para salir de la postura, siéntate de lado y junta las piernas. Repite sobre el lado opuesto.

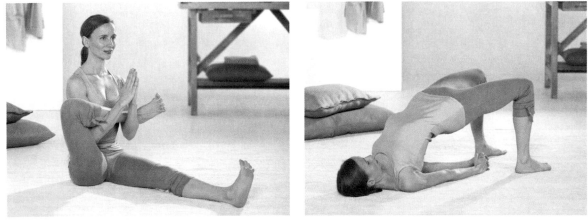

2 **El arco tensado.** Con piernas extendidas, dobla la rodilla derecha y lleva la pierna al pecho. Pon el codo derecho entre la pierna y el costado y junta las palmas. Aguanta 1 minuto y repite con la otra pierna.

3 **El medio puente.** Acuéstate de espaldas, flexiona las piernas levantando las rodillas. Los brazos están a los costados. Levanta la pelvis y la columna, entrelaza los dedos. Mantén 1 minuto. Repítelo de 5 a 7 veces.

NOTA IMPORTANTE: La intención de este libro es facilitar información y
presentar alternativas, hoy disponibles, que ayuden al lector a valorar
y decidir responsablemente sobre su propia salud, y, en caso de enfermedad,
a establecer un diálogo con su médico o especialista. Este libro no pretende,
en ningún caso, ser un sustituto de la consulta médica personal.

Aunque se considera que los consejos e informaciones son exactos
y ciertos en el momento de su publicación, ni los autores ni el editor
pueden aceptar ninguna responsabilidad legal por cualquier error
u omisión que se haya podido producir.

© RBA Revistas, S.L. 2017
© de la introducción: Dr. Sagrera-Ferrándiz
© de esta edición: RBA Libros, S.A., 2018
Avda. Diagonal, 189 - Barcelona 08018
www.rbalibros.com

Coordinación de contenidos: Sira robles y Charo Sierra
Edición: Claudina Navarro
Asesoramiento de contenidos: Dr. Sagrera-Ferrándiz, Magda Carlas, Cristina Sáez, María T. López, Manuel Núñez
Diseño: Jordi Sabater
Maquetación: Marina Frank
Retoque fotográfico: Mariola Cruz
Diseño cubierta: Rocío Hidalgo

Créditos de las fotografías:
© Shutterstock: pp. 9, 11, 12, 17, 26, 31, 32, 33, 37, 42, 50, 51, 55, 59, 98, 102, 103, 105, 126
© Depositphotos: pp. 21, 41
© 123RF: pp. 23, 27, 47, 49
© StockFood: pp. 52, 97, 137
© PhotoCuisine: pp. 94, 134

Primera edición: abril de 2018.

REF.: RPRA418
ISBN: 978-84-9056-949-8
Depósito legal: B. 5034-2018

Impreso en España - *Printed in Spain*